T0121127

Pharmacologie
et thérapeutiques

Chez le même éditeur

Dans la collection des mémos infirmiers

Processus inflammatoires et infectieux, par K. Kinugawa, B. Planquette, M. Rouprêt, M.-A. Rousseau, E. Roze, D. Skurnik et A. Soria. 2010, 128 pages.

Processus obstructifs, par L. Sabbah, B. Planquette, A. Balian et M. Rouprêt. 2010, 144 pages.

Processus psychopathologiques, par I. Lim-Sabbah. 2010, 184 pages.

Processus traumatiques, par A. Chaïb, K. Kinugawa, B. Planquette, M.-A. Rousseau, E. Roze et A. Soria. 2010, 152 pages.

Défaillances organiques et processus dégénératifs, par L. Bensoussan, A. Chaïb, G. Gridel, K. Kinugawa, V. Mink, B. Planquette, M. Rouprêt, M.-A. Rousseau, E. Roze, D. Simon et A. Soria. 2012, 272 pages.

Processus tumoraux, par J. Alexandre. 2011, 184 pages.

Psychologie, sociologie, anthropologie, par F. Dargent. 2012, 96 pages.

Biologie fondamentale et génétique, par L. Chouchana, A.-F. Dessein, F. Habarou et E. Jaccoulet. 2012, 104 pages.

Cycles de la vie et grandes fonctions, par E. Jaccoulet, L. Chouchana, F. Habarou et A.-F. Dessein. 2012, 144 pages.

Législation, éthique et déontologie, par C. Hazen. 2012, 112 pages.

Soins infirmiers et gestion des risques – Soins éducatifs et préventifs – Qualité des soins et évaluation des pratiques, par N. Vignier, 2013, 160 pages.

Soins de confort et de bien-être – relationnels – palliatifs et de fin de vie, par C. Hazen, 2013, 136 pages.

Soins d'urgence, par B. Planquette et G. Voegeli Planquette. 2014, 224 pages.

mémo INFIRMIER
Sous la direction de Laurent Sabbah

Pharmacologie et thérapeutiques

UE 2.11

Thibaut Caruba
Pharmacien à l'hôpital européen Georges-Pompidou

Emmanuel Jaccoulet
Pharmacien à l'hôpital européen Georges-Pompidou

Collection dirigée par Laurent Sabbah

2e édition

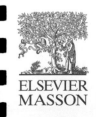

ELSEVIER
MASSON

ISBN : 978-2-294-74634-5
e-ISBN : 978-2-294-74727-4

Elsevier Masson SAS, 62, rue Camille-Desmoulins, 92442 Issy-les-Moulineaux cedex
www.elsevier-masson.fr

Abréviations

ADN	acide désoxyribonucléique
AINS	anti-inflammatoire non stéroïdien
ALD	affection longue durée
AMM	autorisation de mise sur le marché
ANSM	agence nationale de sécurité du médicament et des produits de santé
AOD	anticoagulant oral direct
ARC	attaché de recherche clinique
ARN	acide ribonucléique
ARS	agence régionale de santé
ATU	autorisation temporaire d'utilisation
AVC	accident vasculaire cérébral
AVK	antivitaminique K
BHE	barrière hémato-encéphalique
CBU	contrat de bon usage
Cf	concentration finale
Ci	concentration initiale
Clr	clairance rénale
Cm	concentration molaire
cm	concentration pondérale
CME	commission médicale de l'établissement
COMED	comité du médicament
DGS	direction générale de la santé
DJIN	dispensation journalière individuelle et nominative
DM	dispositif médical
DMI	dispositifs médicaux implantables
EP	embolies pulmonaires
EPPR	évaluation des pratiques professionnelles
ETEV	évènement thromboembolique veineux
FA	fibrillation auriculaire
HBPM	héparine de bas poids moléculaire
HNF	héparine non fractionnée
IDE	infirmier diplômé d'état
IDM	infarctus du myocarde
IM	injection intramusculaire
IMAO	inhibiteur de la monoamine oxydase
IMiDS	immunomodulateurs

IRSNA	inhibiteur de la recapture de la sérotonine et de la noradrénaline
ISRS	inhibiteur sélectif de la recapture de la sérotonine
Ka	constante d'affinité
Kd	constante de dissociation
LAL	leucémie aiguë lymphoblastique
LCS	liquide cérébro-spinal
LH	lymphome hodgkinien
LLC	leucémie lymphoïde chronique
LNH	lymphome non hodgkinien
NACO	nouveaux anticoagulants oraux
SC	sous-cutanée
sc	surface corporelle
SCA	syndrome coronaire aigu
T2A	tarification à l'activité
TVP	thrombose veineuse profonde
UI	unité internationale
Vd	volume de distribution
Vf	volume final
Vi	volume initial

Table des matières

PARTIE **1**

Semestre 1

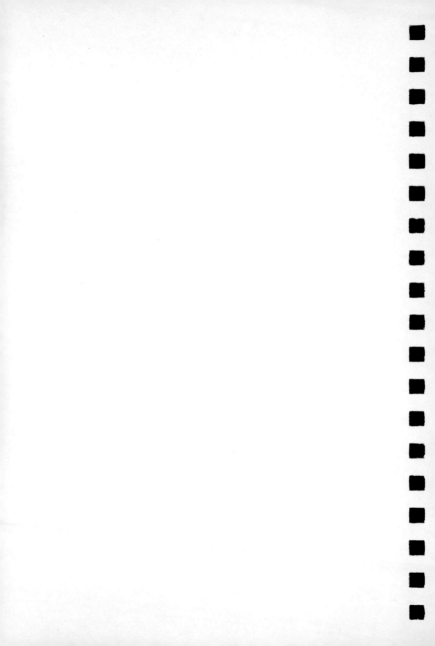

1. Principes de chimie pertinents à la pharmacologie

Matière

Définition

Tout élément occupant un volume avec une masse est une matière. La matière peut exister sous différentes formes :
• matière solide ;
• matière liquide ;
• matière gazeuse (un gaz occupe tout le volume qui lui est offert).
La **matière non vivante** rassemble les atomes, et les (macro)molécules. La **matière vivante** rassemble les cellules et l'organisme.

Composition de la matière

Toute matière est constituée d'atomes plus ou moins reliés entre eux pour former des molécules. Un atome est composé d'un noyau chargé positivement et d'un ou plusieurs électrons chargés négativement gravitant autour du noyau. Chaque noyau rassemble deux types de particules : les neutrons et les positrons.
Les atomes diffèrent par leur nombre de protons, de neutrons ou d'électrons. Il existe 112 éléments (tableau périodique) de composition atomique différente. Chaque atome est identifié par :
• un **numéro atomique** : nombre de protons du noyau ;
• un **nombre de masse** : somme des masses des protons et des neutrons ;
• une **masse atomique** : masse moyenne des nombres de masse des isotopes.
Exemple :

$$8 \text{O}$$

OXYGENE
16,00
Masse atomique $M = 16 \text{ g.mol}^{-1}$

Les atomes se lient entre eux par des liaisons chimiques pour former des molécules. Un ensemble de molécules identiques ou différentes peuvent

3

constituer une matière ou un mélange de matière. Toute matière est donc un ensemble d'éléments chimiques avec des propriétés physicochimiques spécifiques lui conférant des aspects particuliers (liquide, gaz, solide, couleur, forme, résistance, élasticité, plasticité, dureté, odeur, etc.).

Liaisons chimiques

Définition

Les atomes s'associent entre eux pour former des structures chimiques plus ou moins complexes. Ces structures chimiques peuvent être des molécules, des groupements de molécules, ou encore des complexes ioniques.

La stabilité d'une molécule est assurée par des **liaisons chimiques** entre ses atomes. Ces liaisons résultent d'un **équilibre entre forces d'attraction et forces de répulsion** entre les atomes chargés situés à une certaine distance l'un de l'autre.

Il existe deux grands types de liaisons chimiques : la **liaison covalente** et la **liaison faible**.

- **La liaison covalente** : met en jeu un appariement d'électrons. On parle alors de **liaison covalente** (modèle de Lewis). Ce sont des liaisons chimiques de **forte énergie**. Cette énergie est nommée **énergie de liaison**. L'énergie de liaison correspond à l'énergie nécessaire pour briser la liaison et libérer les atomes reliés entre eux.

Ex. : molécule d'eau H_2O (schéma).

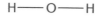

- **La liaison faible** : est de nature électrique (**forces de Van der Waals**) ou **liaison hydrogène** (ou liaison H). Les liaisons H participent à la conformation et à la stabilité de certains complexes moléculaires biologiques. Ce sont des **liaisons chimiques de faible énergie** mettant en jeu des interactions entre molécules ou ions. Elles sont aussi appelées liaisons non covalentes.

Ex. : les liaisons H entre les deux brins de la molécule d'ADN.

> Il existe d'autres liaisons faibles impliquées dans la stabilité des structures cristallines. Dans ce cas, il s'agit de forces de cohésion reliant des ions organisés de manière originale entre eux.
> **Ex.** : le sucre, le sel, le flocon de neige, etc.

La liaison covalente est généralement peu utilisée en pharmacologie. En thérapeutique anticancéreuse, elle est parfois recherchée notamment avec les agents alkylants.

Liaisons réversibles

Les interactions moléculaires conduisent dans les conditions favorables à des liaisons réversibles. Il s'agit d'une liaison faible entre deux molécules faisant intervenir des forces électrostatiques ou forces de Van der Waals. Elles sont dictées par une constante de dissociation Kd (ou une constante d'affinité Ka).

L'affinité mesure la capacité qu'a un principe actif (ou une substance) à se lier à sa cible. Elle se définit par une constante Kd appelée **constante de dissociation.** Kd représente le rapport de la vitesse de dissociation sur la vitesse de liaison. La **constante d'affinité Ka** est l'inverse de Kd. Kd est égale à la concentration nécessaire en principe actif pour occuper 50 % des récepteurs.

Plus Kd est petite, plus la vitesse de liaison est grande par rapport à la vitesse de dissociation et donc plus l'affinité est grande.

L'action pharmacologique des principes actifs repose principalement sur le principe des liaisons réversibles, par exemple dans le cas des **liaisons à un récepteur membranaire** ou encore dans le cas d'un **blocage/activation d'une enzyme.**

Acides et bases

Définitions selon Bronsted et Lowry

- Un **acide** est un composé (ion ou molécule) capable de **libérer un ion H⁺**. Un acide possède donc le plus souvent un atome d'hydrogène dans sa formule (l'inverse n'est pas vrai). Si l'acide libère un seul proton H+, il est dit **monoacide**. S'il en libère deux, il est alors **diacide**. Un composé peut être **polyacide**.

Ex. : $H\text{-}Cl \leftrightarrow Cl^- + H^+$

H-Cl est un acide.

- Une **base** est un composé (ion ou molécule) capable de **capter un ion H⁺**. Une base possède donc un doublet d'électrons libre. Si la base capte un proton, elle est dite **monobase**. Si elle en capte deux, elle est **dibase**. Un composé peut être **polybasique**.

Ex. : $NH_3 + H^+ \leftrightarrow NH_4^+$

NH_3 est une base.

- Un **couple acidobasique** est un couple de deux composés acide et basique associés l'un à l'autre par la relation : acide ↔ base + H⁺. On dit qu'ils sont conjugués.

Ex. : le couple NH_4^+/NH_3 où NH_4^+ est l'acide et sa base conjuguée est NH_3.

La définition de l'acide et de la base selon Bronsted-Lowry sous-entend que l'eau (H_2O) peut se comporter soit comme un acide, soit comme une base.
- Il existe des acides forts et des bases fortes.
- Les acides forts sont des acides cédant facilement et dont la réaction de libération du proton H+ est totale en solution. C'est-à-dire qu'il ne reste plus de composé initial et que la dissociation est totale.
- Les bases fortes sont des bases dont la réaction de captation du proton H+ est totale en solution. Cette réaction est également totale.

Ex. : $H\text{-}Cl \rightarrow Cl^- + H^+$
HCl est un acide fort.

Dans le cas d'une réaction complète, la nomenclature exige une simple flèche allant dans le sens de la transformation chimique. Par opposition, une réaction incomplète est symbolisée par une flèche double sens (ou deux flèches en sens contraires).

Par analogie, il existe des **acides faibles** et des **bases faibles.** La réaction en solution n'est pas totale et les espèces acide/base conjuguée sont en **équilibre.**
Ex. : $CH_3COOH \leftrightarrow CH_3COO^- + H^+$ - acide faible CH_3COOH et sa base conjuguée CH_3COO^-.

Force d'acidité

La force d'un acide (ou d'une base) est évaluée par une constante pKa (ou pKb). Cette constante correspond au logarithme de la constante de dissociation Ka. Ka (ou Kb) rend compte du caractère total ou partiel de la réaction de dissociation des acides (ou des bases) en solution aqueuse. Le pK est une échelle de la force d'acidité d'une molécule.
pKa = – Log Ka Plus petit est le Ka, plus fort est l'acide.

En chimie, pour des raisons de simplicité, seul le pKa est utilisé pour évaluer à la fois la force d'un acide ou celle d'une base.

pH

Par analogie avec le pKa, une solution aqueuse peut être caractérisée par son pH. Le pH correspond à la force d'acidité d'une solution aqueuse. Il a une valeur comprise entre 0 et 14. Les solutions acides ont un pH compris entre 0 et moins de 7; les solutions basiques ont un pH d'une valeur entre plus de 7 et 14. Les solutions neutres possèdent un pH = 7.

Le pH reflète la concentration en **ion acide [H$_3$O$^+$]** (appelé **ion hydroxonium**) d'une solution aqueuse. Une solution neutre possède autant d'acides que de bases. L'eau pure est constituée d'autant d'ions H$_3$O$^+$ que d'ions OH$^-$. Lorsque d'autres éléments sont dissous dans de l'eau pure, il se crée un déséquilibre quantitatif entre les ions OH$^-$ et les ions H$_3$O$^+$. Ce déséquilibre se manifeste par une modification de la concentration en ion H$_3$O$^+$ et donc une modification du pH d'origine.

Dans le cas d'ajout d'un acide fort de concentration C dans de l'eau :
- H-Cl $\rightarrow$ Cl$^-$ + H$^+$ (1);
- 2H$_2$O $\leftrightarrow$ H$_3$O$^+$+ OH$^-$ (2);
- de (1) et de (2), il s'ensuit : H-Cl + H$_2$O $\leftrightarrow$ Cl$^-$ + H$_3$O$^+$ (3).

La dissociation de HCl dans l'eau est totale (1) donc on peut dire de façon approximative que tout HCl sera transformé en ion H$^+$. Les ions H$^+$ issus de HCl seront captés par H$_2$O (base selon la définition de Bronsted et Lowry) pour former H$_3$O$^+$ (3). L'équilibre entre H$_2$O et les ions H$_3$O$^+$ et OH$^-$ est rompu. Il y a un excès d'ions H$_3$O$^+$ provenant uniquement de HCl. On peut donc par approximation estimer que :

$[H_3O+]$ = [HCl] = C et que **pH = – log C** (cas d'un acide fort)

> La mesure du pH d'une solution peut se faire au moyen d'un papier pH, indicateur coloré qui selon le virage de couleur au contact de la solution, indique le niveau du pH. Les valeurs plus précises sont obtenues au moyen d'un pH-mètre.

Dans le cas des acides faibles et des bases faibles. Leur dissociation dans l'eau pure n'étant pas totale, il est important d'introduire le paramètre de dissociation Ka (ou pKa) afin de rendre juste la valeur du pH de cette eau. Ainsi, les protons H$_3$O$^+$ formés dans l'eau dépendent du degré de dissociation de H$^+$ provenant de l'acide.

Tampons

Les tampons sont des systèmes chimiques (couples d'acide et de base conjuguée) dont la propriété est de s'opposer aux variations du pH d'un environnement. C'est l'effet tampon.

Le mécanisme chimique repose sur la captation des ions H$^+$ par la base si le pH diminue ou la libération d'ions H$^+$ par l'acide si le pH augmente. Il existe un équilibre entre l'acide et la base du tampon dont la dissociation n'est pas totale. L'excès ou la diminution des protons H$^+$ va favoriser le déplacement de l'équilibre vers un sens ou l'autre.

Le corps humain maintient ainsi le **pH sanguin (7,35 à 7,45)** avec le système tampon acide carbonique/bicarbonate.

Solutions aqueuses

Définition

Dispersion homogène d'un ou plusieurs constituants dans un liquide à l'échelle moléculaire.

Le liquide de dispersion est appelé le **solvant.** Il est le constituant majeur. Les constituants dispersés sont appelés les **solutés.** Ils rassemblent les constituants mineurs.

Concentration

Chaque solution chimique est définie par sa concentration en soluté. Elle exprime le nombre de mole par volume de solution ou la quantité en gramme par volume de solution. On détermine alors deux grandeurs : la concentration molaire «Cm» et la concentration pondérale «cm».
Concentration molaire :
• s'exprime en mole/L ou $mol.l^{-1}$;
• **Cm = nombre de mole de soluté/volume de la solution.**
Concentration pondérale :
• s'exprime en g/L ou en $g. l^{-1}$;
• **cm = quantité en masse de soluté/volume de la solution.**

 Les concentrations des solutions thérapeutiques sont souvent exprimées en concentration pondérale, avec une unité massique adaptée en mg/mL.

Titre

Les solutions alcooliques sont souvent exprimées en titre alcoolique. Exprimé en %, il caractérise la masse de soluté par la masse de la solution.
$T = 100 \times$ masse du soluté/(masse du soluté + masse du solvant).

Dilution

La dilution consiste à diminuer la concentration d'une solution sans modifier la quantité massique du soluté. Il s'agit alors d'augmenter le volume de solvant.

Caractère hydrophile et lipophile

Définition

• Un composé **hydrophile** : est un composé **miscible à l'eau, aux solutions aqueuses, et aux milieux biologiques aqueux.** La miscibilité s'explique par la capacité des molécules d'eau à solvater le composé hydrophile. Les composés hydrophiles sont donc **solubles dans l'eau** ou dans les solutions aqueuses. Les composés hydrophiles sont dits **polaires**.

Ex. : glucose, sel, ions, etc.

• Un composé **lipophile** : est un composé **miscible aux substances huileuses**. Dans ce cas, ce sont les molécules huileuses qui sont capables de solvater le composé lipophile. Les composés lipophiles sont donc **solubles dans l'huile** ou les solutions huileuses. Cela signifie également qu'un composé lipophile pourra facilement **franchir les barrières lipidiques.** Les composés lipophiles sont dits **apolaires**.

Ex. : acides gras, hydrocarbures, cholestérol, etc.

• Un composé **amphiphile** : est un composé soluble aussi bien dans les solutions aqueuses que dans les solutions huileuses. Sa structure contient une tête polaire et une queue apolaire. Dans un mélange des deux solutions, il a la capacité de s'organiser à l'interface de ces solutions en orientant sa structure de telle sorte que la tête polaire soit en contact avec la solution aqueuse et la queue apolaire avec la solution huileuse.

Ex. : lécithine, surfactants (ou tensio-actif).

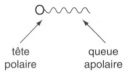

tête   queue
polaire   apolaire

> Les crèmes sont des dispersions huile dans eau et nécessitent l'utilisation de tensio-actifs pour stabiliser ce mélange.

Exemple d'application concrète

Le clorazépate dipotassique (Tranxène®) est indiqué dans les crises d'agitations et est disponible en solution pour perfusion.

Sa formule brute est : $C_{16}H_{11}ClK_2N_2O_4$.

Deux parties constituent ce principe actif :

• une molécule correspondant à un ensemble d'atomes reliés par des liaisons covalentes : le clorazépate;

• un ion lié à la molécule via des interactions électrostatiques (liaisons de faible énergie) : le potassium.

IL s'agit d'un sel de clorazépate.

Le clorazépate dipotassique est donc soluble dans l'eau et dans le sang. La dissolution du clorazépate dipotassique en faible quantité va légèrement alcaliniser une solution d'eau mais pas le sang puisqu'il s'agit d'un milieu biologique tamponné.

La liaison entre le clorazépate et le potassium est une liaison de faible énergie (complexe ionique) : il y aura relargage de potassium (19 mg/flacon reconstitué) dans le sang avec augmentation possible de la kaliémie.

2. Définition de la pharmacocinétique

La pharmacocinétique correspond au sort du médicament (appelé aussi principe actif) dans l'organisme. Elle a pour but de définir la dose, le rythme d'administration et la durée de traitement. Elle explique qu'il est nécessaire d'adapter les traitements dans certaines situations particulières comme l'insuffisance rénale, la grossesse, etc.

La pharmacocinétique est composée de **4 étapes** qui forment l'acronyme ADME pour :
• l'**Absorption**, appelée aussi résorption ;
• la **Distribution** ;
• la **Métabolisation**, appelée aussi biotransformation ;
• l'**Élimination**.

Absorption

Définition

C'est le processus qui permet au principe actif de passer sous forme inchangée de son lieu d'application à la circulation générale.

Seuls les médicaments qui sont directement injectés par voies intraveineuse ou intra-artérielle ne sont pas concernés par cette étape. En effet, dans ces deux cas, les médicaments sont directement administrés dans le compartiment vasculaire et l'étape d'absorption n'a pas lieu.

Facteurs influençant l'absorption d'un médicament

Deux facteurs influencent l'absorption d'un médicament :
• sa structure physicochimique ;
• son lieu d'application.

▶ Structure physicochimique

Chaque principe actif a une structure physicochimique qui lui est propre. Cette structure est responsable de sa lipophilie et son hydrophilie :
• la **lipophilie** d'un principe actif fait que celui-ci est attiré par les lipides de l'organisme ;
• l'**hydrophilie** fait qu'il est attiré par l'eau de l'organisme.

▶ Lieu d'application

La voie d'administration d'un principe actif définit la nature du tissu cellulaire où il va être en contact pour l'absorption (passage dans le sang).

Exemples :

- **voie cutanée** : le principe actif est au contact de l'épiderme qui est un tissu peu vascularisé (la vascularisation ayant lieu plus en profondeur) et est constitué de cellules très lipophiles. Par conséquent, le principe actif passe dans le sang uniquement s'il parvient à traverser l'épiderme. Le principe actif doit alors être très lipophile ;
- **voie digestive** : le principe actif va tout d'abord passer dans l'estomac qui est un milieu très acide (pH ≈ 2 à 4), puis dans l'intestin où le pH est basique (pH > 7). L'estomac et l'intestin sont très vascularisés. Par conséquent, le principe actif passe dans les vaisseaux qui vascularisent le tube digestif s'il résiste au milieu très acide de l'estomac.

Mécanismes utilisés

Les deux grands mécanismes permettant l'absorption sont :

- la **diffusion passive** : ce mécanisme a pour but de faire passer le médicament du milieu le plus concentré vers le milieu le moins concentré (ex. : du tube digestif vers la circulation sanguine). Il ne consomme pas d'énergie. Ce mécanisme est utilisé par les médicaments sous forme neutre, c'est-à-dire non ionisée. Il est très utilisé par les médicaments lipophiles ;
- le **transport actif** : ce mécanisme requiert de l'énergie et un transporteur spécifique qui va prendre en charge le médicament pour le transport. Il est utilisé par les médicaments hydrophiles ou lipophiles.

Paramètres pharmacocinétiques de l'absorption

- **C max.** : concentration maximale du principe actif dans le compartiment vasculaire.
- **T max.** : temps nécessaire au principe actif pour atteindre la concentration C max.

Distribution

Lors de cette étape, le principe actif est maintenant présent dans le sang (il vient d'être résorbé = étape 1). Le principe actif doit alors aller dans les tissus et organes cibles pour avoir son action pharmacologique.

La distribution se divise en deux étapes :
- le **transport plasmatique** du principe actif;
- la **distribution tissulaire**.

Transport plasmatique

C'est le transport du principe actif dans le sang. Il se fait grâce aux protéines plasmatiques, dont l'albumine représente environ 60 %.
Le médicament existe donc dans le sang sous deux formes :
- une **forme liée** aux protéines plasmatiques;
- une **forme libre** (non liée aux protéines plasmatiques).

Seul le principe actif qui est sous forme libre peut traverser les membranes cellulaires et quitter le compartiment sanguin pour agir dans l'organe cible. La forme liée du principe actif est un «réservoir» bloqué dans le sang. Par conséquent, dès qu'une partie du principe actif sous forme libre quitte le compartiment sanguin pour agir, la même quantité de principe actif fixée aux protéines plasmatiques va se détacher pour devenir forme libre à son tour. On parle d'un équilibre dynamique.

Deux états influencent le transport plasmatique :
- l'**état pathologique du patient** : un patient dénutri présente très souvent une hypoalbuminémie (= faible concentration d'albumine dans le sang). Il en résulte une augmentation de la forme libre du médicament par rapport à un sujet dont l'albuminémie est normale;
- les **interactions médicamenteuses** : lorsqu'un médicament A et un médicament B sont administrés en même temps et ont la même protéine plasmatique de transport. Si c'est le médicament A qui a la plus grande affinité avec la protéine, c'est lui qui va se fixer en priorité. Par conséquent, la forme libre du médicament B va être augmentée dans le compartiment sanguin. Cette interaction peut conduire à un surdosage en médicament B.

Distribution tissulaire

Le sang véhicule le principe actif sous forme libre et liée jusqu'aux tissus et organes cibles. C'est au niveau des capillaires que le médicament sous forme libre passe dans l'organe cible par endocytose et/ou traversée des pores membranaires.
Il existe deux distributions spécifiques :
- la distribution dans le **système nerveux central par passage de la barrière hématoencéphalique** (BHE). La BHE est une membrane très sélective qui ne laisse passer que les médicaments sous forme libre, de petite taille, non ionisé et lipophile;
- la **distribution fœtoplacentaire**, qui assure le passage au fœtus.

Paramètres pharmocinétiques de la distribution

- **Volume de distribution noté Vd** : ce paramètre permet de quantifier la distribution du médicament dans l'organisme. Un principe actif qui a une grande affinité avec le compartiment sanguin a un Vd important, en revanche, un principe qui diffuse peu dans l'organisme a un Vd faible : de l'ordre de 4 ou 5 litres (le volume sanguin total étant de 5 litres).
- **Fixation du principe actif à l'albumine** : un médicament est dit fortement fixé à l'albumine quand le taux de fixation est supérieur à 90 %. Pour un tel médicament il faut être vigilant aux interactions médicamenteuses et à l'hypoalbuminémie qui peuvent provoquer des surdosages par augmentation de la forme libre du principe actif.

Métabolisation

Définition

Cette étape s'appelle aussi la biotransformation. La métabolisation est une transformation par réaction enzymatique d'un principe actif en un ou plusieurs composés, appelés métabolites.

Ces métabolites peuvent avoir des propriétés pharmacologiques ou en être dénués. Classiquement le médicament administré à un patient est doué de propriétés pharmacologiques *in situ* et la métabolisation a pour but de le rendre inactif. Les trois autres situations suivantes existent :

- le médicament a des propriétés pharmacologiques *in situ* et ses métabolites en ont également ; c'est le cas des médicaments de la classe thérapeutique des benzodiazépines ;
- le médicament n'a pas de propriété pharmacologique *in situ* : on parle alors de prodrogue. La métabolisation va permettre l'obtention de métabolite pharmacologiquement actif. Ex. : cas du captopril qui appartient à la classe thérapeutique des inhibiteurs de l'enzyme de conversion (IEC) ;
- le médicament a des propriétés pharmacologiques *in situ* et ses métabolites sont toxiques pour l'organisme. Ex. : cas du paracétamol qui est métabolisé en N-acétyl-para-benzo-quinone-imine (NAPBQI) qui est hépatotoxique. À dose thérapeutique ce métabolite est éliminé de l'organisme, mais lorsqu'il y a un surdosage en paracétamol le métabolite NAPBQI provoque une hépatite cytolytique.

Mais il existe une **variabilité interindividuelle dans la métabolisation de certains médicaments**. Cette variabilité peut être source de sous- ou de surdosage et doit être connue ou recherchée dès lors que l'effet thérapeutique attendu n'est pas observé. Cette variabilité s'explique par :

- la **génétique** : certains gènes ont été identifiés comme les gènes codant pour une ou des enzymes métabolisant des médicaments. Une variabilité dans ces gènes explique que tous les patients ne métabolisent pas à la même vitesse les antivitaminiques K, l'isoniazide, etc. ;
- l'**âge** : les patients qui ont un âge extrême (nouveau-né et personne très âgée) ont un système enzymatique moins performant ;
- les **interactions médicamenteuses** avec des médicaments qui possèdent des propriétés d'inducteur enzymatique (augmentation de l'activité des enzymes) ou d'inhibiteur (diminution de l'activité enzymatique).

But

Le but de la métabolisation est de transformer le médicament en métabolites hydrophiles qui seront facilement éliminables de l'organisme par voie urinaire et/ou digestive.

Lieu

Tous les organes participent à la dégradation des médicaments (tube digestif, foie, poumon, etc.).

Le principal organe est le foie grâce à sa richesse en enzymes, notamment avec les cytochromes, dont le **cytochrome P450**. De nombreuses substances, dont des médicaments, peuvent augmenter ou diminuer la production des enzymes du cytochrome. Ces substances sont appelées respectivement les inducteurs et les inhibiteurs enzymatiques :

- les **médicaments inducteurs enzymatiques** sont : carbamazépine (*Tégrétol*), phénytoïne (*Di-Hydan*), rifampicine (*Rifadine*), etc. Une substance dite inductrice enzymatique va donc augmenter la production des enzymes assurant la métabolisation de nombreux médicaments. Par conséquent, la prise simultanée par un patient d'un médicament inducteur enzymatique (ex. : rifampicine) et d'un autre médicament métabolisé habituellement par les enzymes hépatiques du cytochrome P450 (ex. : un contraceptif oral), va augmenter la métabolisation hépatique de ce deuxième médicament et donc diminuer son efficacité ;
- les **médicaments inhibiteurs enzymatiques** sont : acide valproïque (*Dépakine*), fluconazole (*Triflucan*) et les autres antifongiques azolés, etc.

Ces substances inductrices et inhibitrices enzymatiques sont donc sources de nombreuses interactions médicamenteuses.

L'effet de premier passage hépatique correspond au passage du principe actif dans le foie et à la métabolisation de celui-ci, avant qu'il ne soit distribué dans l'organisme.

Élimination

Cette étape correspond à l'élimination de l'organisme du principe actif et/ou de ses métabolites.

La demi-vie plasmatique d'un médicament ($T_{1/2}$) est le temps nécessaire pour que la concentration plasmatique du principe actif diminue de moitié, par exemple de 100 à 50 mg/L. Les deux principaux organes assurant l'élimination sont le rein et le foie.

Élimination rénale

Elle se fait selon deux mécanismes :
- la **filtration glomérulaire** : c'est le principal mode d'élimination par le rein. Cette filtration concerne les médicaments et les métabolites qui ont une faible masse moléculaire. Seule la fraction libre de ces principes actifs est filtrée par le glomérule et donc éliminée ;
- la **sécrétion tubulaire** : c'est un procédé moins fréquent d'élimination. Par ce mécanisme, certains principes actifs et métabolites sont éliminés par des systèmes de transport spécifiques et consommateurs d'énergie.

Élimination hépatique et autres voies d'élimination

Certains métabolites sont sécrétés par le foie dans la bile, selon un procédé actif ou passif. Ces métabolites sont ensuite éliminés dans la lumière de l'intestin avec les sucs biliaires et ils sont au final éliminés dans les fèces.

Une faible portion de ces métabolites peut être réabsorbée par les cellules du tube digestif pour repasser dans le compartiment sanguin. On parle alors de cycle entérohépatique.

Exemple d'autre voie d'élimination : certains métabolites sont éliminés dans le lait maternel. Il s'agit de substances de faible poids moléculaire et très lipophile. Si la quantité de métabolites pouvant passer est faible, elle ne doit pas être négligée car elle peut provoquer des intoxications chez le nouveau-né. Ceci explique la nécessité d'interrompre certains traitements lors de l'allaitement.

Paramètres pharmacocinétiques de l'élimination

- **Clairance rénale notée Clr** : c'est la capacité du rein à extraire le médicament et/ou ses métabolites d'un volume sanguin par unité de temps. Cela s'exprime en millilitres par minutes.
- **Demi-vie notée $T_{1/2}$** : c'est le temps qui permet de réduire de 50 % la concentration plasmatique maximale du principe actif. Cela s'exprime habituellement en minutes.

3. Définitions de la pharmacodynamie

Pharmacodynamie

La pharmacodynamie est une branche de la pharmacologie qui regroupe la pharmacocinétique et la pharmacodynamie. Cette dernière s'intéresse aux effets du médicament sur l'organisme, c'est-à-dire à la fois les bénéfices et les effets secondaires. L'objectif étant d'expliciter par quel mécanisme un effet se produit sur une cellule, un tissu ou un organe.

Effet du médicament

Il résulte de l'action des propriétés biochimiques du principe actif ou de ses excipients à effets notoires sur les constituants du corps humain. Un effet peut être :
- **quantifiable** : température, pression artérielle, fréquence cardiaque, douleur, etc. ;
- **non quantifiable** : sédation, collapsus, allergies, etc.

Actions du médicament

- **Action préventive** : action qui prévient l'apparition de maladies. Ex. : les vaccins.
- **Actions curatives** :
  - étiologiques : le médicament traite directement la cause de la maladie (ex. : antihypertenseur) ;
  - symptomatologique : le médicament traite les symptômes de la maladie (ex. : antidouleurs dans les rhumatismes) ;
  - substitutive : le médicament apporte l'élément manquant (ex. : l'insuline chez les diabétiques).
- **Action de diagnostic** : action qui permet d'effectuer des explorations fonctionnelles (ex. : produits de contraste iodés).

Agonistes, agonistes partiels et antagonistes

- **Agoniste** : un principe actif est dit agoniste lorsque, après fixation sur sa cible, il engendre une réponse similaire à la substance endogène.
- **Agoniste partiel** : il s'agit d'un agoniste dont la réponse, identique à la substance d'origine, est incomplète. Son affinité pour le récepteur est plus faible que l'agoniste pur.

- **Antagoniste** : un principe actif est dit antagoniste si, après liaison au récepteur, la réponse cellulaire est nulle.

Cibles du principe actif

Dans l'organisme, les cibles possibles du principe actif sont : les enzymes, les récepteurs membranaires, les récepteurs intracellulaires, les récepteurs nucléaires, l'acide désoxyribonucléique (ADN).

Enzymes

Les enzymes sont des biocatalyseurs de nature protéique capables d'accélérer une réaction biochimique et donc en la rendant possible. Elles possèdent généralement deux sites : un site actif qui fixe le substrat et un site régulateur. Le site actif est le site de fixation de l'enzyme avec le substrat. Le site régulateur est le site de liaison de composés biochimiques capable de contrôler l'action de l'enzyme.

Un principe actif peut être un **effecteur** en se fixant sur le site de régulation, c'est-à-dire :

- soit il **active** l'enzyme et enclenche la poursuite des réactions biochimiques ;
- soit il **inhibe** l'enzyme et bloque la réaction enzymatique.

Cette capacité de fixation identique à l'effecteur naturel réside dans le fait que le principe actif est une copie inexacte et suffisante du substrat pour permettre une liaison à l'enzyme (site de régulation ou site actif).

Récepteurs transmembranaires

Ces récepteurs situés à la surface des cellules assurent une communication entre les cellules et leur environnement. Ils permettent une réponse cellulaire en fonction de différents stimuli biochimiques. Les hormones ou les neurotransmetteurs sont à l'origine de ces stimuli.

Il existe deux types de récepteurs transmembranaires : les **récepteurs à canaux ioniques** et les **récepteurs couplés aux protéines G**. Ces récepteurs ont un **site de fixation spécifique** pour les substances endogènes présent à la surface de la structure protéique.

- les **récepteurs à canaux ioniques** : sont des récepteurs sensibles à des substances ioniques, des neurotransmetteurs ou au stimulus électrique. La fixation d'agonistes sur ces récepteurs induit une ouverture du canal permettant une sortie ou une entrée d'ions dans la cellule selon la nature du canal ionique. Il s'ensuit une réponse cellulaire ;
- les **récepteurs couplés aux protéines G** : sont des récepteurs couplés à une protéine régulatrice G (Gs : stimulation, Gi : inhibition) d'une enzyme cytosolique. Cette enzyme gouverne la synthèse d'un

second messager. Le second messager peut être de l'adénosine monophosphate cyclique (**AMPc**), de la guanosine monophosphate cyclique (**GMPc**), de l'inositol 1,4,5 triphosphate (**IP$_3$**) ou des ions calciques.

L'augmentation ou la diminution de la concentration cellulaire de ces seconds messagers induit ou non une réponse cellulaire par l'intermédiaire d'activation de proche en proche de **protéines kinases**.

Récepteurs intracellulaires et récepteurs nucléaires

Ces récepteurs sont localisés à l'intérieur de la cellule. Leur site de fixation est sensible aux hormones. Les récepteurs nucléaires sont localisés dans le noyau des cellules et interviennent principalement dans la régulation de la synthèse nucléaire au niveau de l'ADN, et de l'acide ribonucléique (ARN). L'induction ou l'inhibition de ces récepteurs entraîne un blocage ou une activation de la transcription ou de la synthèse protéique.

Les mécanismes de réplication du matériel génétique obligent l'ouverture des brins d'ADN. En ce sens, la réplication des cellules cancéreuses peut être freinée en bloquant l'ouverture des brins d'ADN en créant des liaisons inter-brins.

Réponses cellulaires et effets

Réponses cellulaires

Il s'agit d'une réponse biochimique ou physiologique à un stimulus chimique entraînant :
- une modification moléculaire ou physiologique de la cellule (excitation ou inhibition cellulaire, contraction ou dilatation musculaire) ;
- ou une synthèse de protéines (enzymes, activateurs) ;
- ou une synthèse de matériels nucléaires (ADN, ARN).

Relation dose-effet des médicaments

Les effets d'un principe actif sont la résultante d'une réponse cellulaire à l'échelle d'un organe ou d'un tissu. Les effets peuvent être mesurables et d'intensité variable (antipyrétiques, antihypertenseurs, hypoglycémiants, antiarythmiques, antidouleurs, etc.) ou bien obéissent à la loi du tout ou rien (antianxieux, sédatifs, antidépressifs, etc.).
- réponses mesurables : **effet d'intensité variable**. En fonction d'une dose croissante de principe actif, la réponse augmente jusqu'à stagnation (ex. : mesure de la tension artérielle) ;
- réponses non mesurables : **phénomène du tout ou rien**. La réponse apparaît ou non. On mesure dans ce cas la fréquence d'apparition de la réponse (ex. : anxiété, nausées).

Mécanisme de liaisons aux cibles

Attraction chimique

Les forces électrostatiques permettent l'attraction chimique entre le principe actif et sa cible. La liaison chimique créée est une liaison de faible énergie (liaisons hydrogènes, forces de Van der Waals). Cette attraction est gouvernée par l'affinité qui existe entre le principe actif et sa cible.

La liaison chimique aux cibles peut être spécifique, réversible et saturable :

- **spécificité** : le principe actif doit avoir une configuration spatiale particulière pour se fixer sur sa cible. C'est le mécanisme de reconnaissance. La spécificité n'est pas toujours stricte. Les principes actifs spécifiques d'une cible au sens strict du terme sont les anticorps monoclonaux ;
- **réversibilité** : la liaison au récepteur est un phénomène passager dans le temps. La liaison est une liaison de faible énergie. Il existe un équilibre entre la forme liée et la forme non liée du principe actif ;
- **saturation** : il y a saturation lorsqu'il y a une occupation maximale des récepteurs par le principe actif. Tout ajout supplémentaire de principe actif ne modifiera pas l'effet. Courbe sigmoïde de l'effet en fonction de la concentration de principe actif.

Il existe des liaisons covalentes, de forte énergie, entre un principe actif et sa cible. C'est le cas de la liaison d'un antagoniste avec l'ADN par formation d'adduits inter-brins. La liaison est irréversible.

Exemple d'action pharmacologique possible des principes actifs

Voici un exemple d'actions pharmacologiques vu en détail au niveau de la jonction neuromusculaire dont la réponse cellulaire finale est une contraction musculaire sous l'effet de l'acétylcholine. Deux phénomènes peuvent avoir lieu : d'une part, une action cholinomimétique, c'est-à-dire une action qui renforce l'activité cholinergique, et d'autre part une action anticholinergique, c'est-à-dire une action qui limite ou annule l'effet de l'acétylcholine.

Action anticholinergique

- **Réduction de la libération de l'acétylcholine** : au niveau de la membrane présynaptique, la fusion des vésicules concentrées en acétylcholine avec la membrane présynaptique nécessite un influx d'ions calcium Ca^{2+}. Cet influx peut être stoppé par la toxine botulinique responsable de paralysie (botulisme). La **toxine botuli-nique** présente un intérêt dans le traitement des spasmes musculaires.

• **Blocage des récepteurs nicotiniques** : les récepteurs nicotiniques sont des récepteurs à canaux ioniques. L'activation de ces récepteurs conduit à l'entrée massive d'ions Na+. Ce qui assure la dépolarisation de la membrane post-synaptique. Les **curares** par compétition avec l'acétylcholine se fixent sur ces récepteurs et bloquent leur ouverture. Il n'y a plus de dépolarisation membranaire (par inhibition de l'entrée d'ion Na+). L'**atracurium** ou le **rocuronium** ont des intérêts en anesthésie.

Action cholinomimétique

• **Inhibition de l'enzyme de dégradation de l'acétylcholine : l'acétylcholine estérase** est une enzyme localisée dans la fente synaptique. Elle contrôle la demi-vie de l'acétylcholine en la dégradant en acétyle et en choline. L'inhibition de l'activité enzymatique va accroître la quantité d'acétylcholine disponible dans l'espace synaptique susceptible d'interagir avec le récepteur nicotinique. La **pyridostigmine** comme la **néostigmine** est une substance dite anticholinestérasique. Elles inhibent la cholinestérase. L'objectif final de leur action est une stimulation de la transmission cholinergique de manière indirecte.

4. Formes pharmaceutiques solides et liquides

Généralités

La forme pharmaceutique d'un médicament s'appelle aussi sa forme galénique. La forme pharmaceutique doit permettre une administration simple du médicament, avec une posologie précise et garantir une stabilité physicochimique du médicament la plus longue possible.

Bien évidemment la forme pharmaceutique doit être adaptée au traitement d'une maladie déterminée.

Une voie d'administration peut avoir plusieurs formes pharmaceutiques qui lui correspondent.

Chaque médicament est composé de deux constituants :
- le (ou les) principe(s) actif(s) : c'est la substance responsable de l'effet pharmacologique du médicament ;
- l' (ou les) excipient(s) : ce sont les substances qui permettent de fabriquer la forme galénique souhaitée ; ces derniers n'ont pas de propriétés pharmacologiques et ne doivent pas interagir avec le principe actif.

Exemple, dans un comprimé d'*Augmentin* :
- le principe actif est l'amoxicilline associée à l'acide clavulanique. L'effet pharmacologique de cette association est antibactérien ;
- les excipients de ce comprimé d'*Augmentin* sont variés (amidon, etc.). Ils permettent de réaliser un comprimé solide et qui ne s'effrite pas.

Chaque forme pharmaceutique possède ensuite un conditionnement. Le conditionnement a un rôle de protection de la forme pharmaceutique et d'identification de celle-ci.

Ex. : le comprimé d'*Augmentin* est conditionné dans un blister en aluminium. Ce blister permet de protéger le comprimé de la lumière et de l'humidité, ce qui aide à une meilleure conservation du médicament. Le blister donne de précieux renseignements dont : le nom commercial du médicament (dans notre exemple : *Augmentin*), la dénomination commune internationale du principe actif (amoxicilline/acide clavulanique), le numéro de lot, la date de péremption.

Chaque forme pharmaceutique a ses caractéristiques, ses avantages et ses inconvénients. Nous allons présenter dans ce chapitre les caractéristiques des formes pharmaceutiques destinées à la voie orale et à la voie parentérale.

Formes destinées à la voie orale

Le médicament dont la forme pharmaceutique permet une administration par voie orale est absorbé par l'appareil digestif, puis passe dans la circulation sanguine pour arriver vers les organes où il exerce son action.

Formes orales sèches

Les trois principales formes pharmaceutiques orales sèches sont le comprimé, la gélule et la capsule. Leur administration se fait par la bouche : elle est dite *per os*.

❱ Comprimés

Il existe de nombreuses sortes de comprimés :

- le comprimé à **libération immédiate** : il s'agit du comprimé «classique». Lorsqu'il est administré par la bouche, il se mélange à la salive et aux sucs gastriques où il commence à se déliter puis à former une solution ou une suspension. Le principe actif est alors libéré et il peut commencer à être absorbé par la muqueuse du tube digestif et donc passer dans la circulation sanguine. Ex. : *Augmentin* comprimé;
- le comprimé à **libération accélérée** : il s'agit du comprimé effervescent et du comprimé lyoc. Le comprimé effervescent doit être dissous dans l'eau. Ceci correspond à l'étape de libération du principe actif; étape qui se fait habituellement lentement au contact de la salive et des sucs digestifs, d'où le gain de temps. Le comprimé lyoc fonctionne comme un comprimé effervescent, mais il est placé dans la bouche et c'est la salive qui permet la libération rapide du principe actif. Ex. : *Spasfon-Lyoc, Efferalgan* effervescent;
- le comprimé **gastrorésistant** : il s'agit d'un comprimé qui ne se délite pas dans l'estomac de manière volontaire. Le délitement commence dans l'intestin. Cette forme pharmaceutique est utilisée pour les médicaments dont le principe actif est détruit par les sucs gastriques. Ex. : *Inexium* comprimé gastrorésistant;
- le comprimé à **libération prolongée** : ce comprimé permet de libérer lentement et régulièrement le principe actif. Il permet donc de réduire le nombre de prise de comprimés dans la journée. Ex. : *Modopar* comprimé LP;
- le comprimé **enrobé** : l'enrobage a pour but de masquer un «mauvais» goût et de permettre une libération du principe actif à un niveau choisi du tube digestif.

Avantages des comprimés

- Un dosage précis : chaque comprimé contient une quantité fixe et très précise de principe actif.

Semestre 1

- Une facilité d'utilisation pour le patient et le personnel soignant.
- Un faible coût de fabrication.
- Une bonne conservation du médicament.
- Une libération du principe actif dans le tube digestif qui peut être modulée grâce aux excipients.

Inconvénients des comprimés

- Une taille de comprimé qui est parfois très grande.
- Un délai d'action qui est relativement long (30 à 60 minutes) et qui, même s'il est réduit avec les comprimés à libération immédiate, reste toujours plus long qu'une injection intraveineuse.

Pratique infirmière

Ne jamais couper en 2 un comprimé qui est dit à libération prolongée (noté LP), sauf si cela est écrit dans la notice du médicament. Le risque est d'avoir une libération du principe actif non maîtrisée dans le temps et proche de celle d'un comprimé à libération immédiate.

Ne jamais couper en 2 un comprimé gastrorésistant sauf si cela est écrit dans la notice du médicament. Le risque est que le principe actif se retrouve au contact du suc digestif alors qu'il devait en être protégé. Il est lors détruit par le suc gastrique et perd son efficacité.

Cas particuliers

Il existe deux cas particuliers de comprimés qui ne s'administrent pas par voie orale. Il s'agit des comprimés vaginaux (ex. : *Cytotec* comprimé vaginal), de comprimés qui s'implantent sous la peau (ex. : *Implanon*).

▶ Gélules et capsules

La gélule et la capsule sont constituées toutes les deux d'une enveloppe en gélatine.

La gélule contient de la poudre ou des granules.

La capsule contient un liquide généralement huileux.

Il existe deux grands types de gélule :

- la **gélule à libération immédiate** : l'enveloppe de gélatine est simple. La libération du principe actif débute dès que l'enveloppe de gélatine est dégradée par la salive et le suc gastrique ;
- la **gélule à libération prolongée** : tout comme le comprimé à libération prolongée, l'enveloppe de gélatine de cette gélule est enrobée d'une couche résistante au suc gastrique. Le principe actif sera libéré dans l'intestin.

Avantages des gélules

- Un dosage précis : chaque comprimé contient une quantité fixe et très précise de principe actif.
- Une facilité d'utilisation pour le patient et le personnel soignant.

Inconvénients des gélules

- Un risque de se coller à la muqueuse de l'œsophage : il est nécessaire de bien boire en prenant une gélule pour éviter ce risque.
- Une conservation délicate dès lors qu'il fait chaud et humide.

> ### Pratique infirmière
>
> Bien boire en prenant une gélule pour éviter l'adhésion de celle-ci à la paroi de l'œsophage.
> Si le patient ne peut pas déglutir et que la gélule n'est pas gastrorésistante, il est possible d'ouvrir la gélule et de verser son contenu dans un verre d'eau.
> Tout comme avec les comprimés le délai d'action observé avec une gélule est plus long qu'avec un médicament administré par voie intraveineuse.

Formes orales liquides

Les formes pharmaceutiques de ce groupe sont : le sirop (c'est la principale), la solution, la suspension et l'émulsion. Elles sont dites multidoses car un flacon permet d'administrer plusieurs doses de médicament.

❱ Sirop

Le sirop est une solution sucrée et visqueuse. Il contient au moins 45 g de saccharose pour 100 g de sirop. Il s'agit d'une solution car le principe actif est entièrement dissous.

Les avantages :

- la saveur sucrée permet de masquer un goût désagréable : ceci est particulièrement adapté aux enfants ;
- simple d'utilisation ;
- forme d'action rapide, car elle ne nécessite pas de dissolution dans le tube digestif contrairement au comprimé.

Les inconvénients :

- la quantité de principe actif est un peu imprécise sauf avec l'utilisation de pipette doseuse (dose adaptée au poids de l'enfant).

Il est admis qu'une cuillère à café contient 5 mL et une cuillère à soupe 15 mL ;
- la conservation est limitée après ouverture et il faut respecter ce qui est écrit dans la notice du médicament.

▶ Suspension

Dans ce cas le principe actif n'est pas dissous dans le liquide. Il est donc impératif de l'agiter pour le remettre en suspension avant de l'utiliser.

Formes destinées à la voie parentérale

5 principales formes pharmaceutiques de cette voie

- Les **préparations injectables** : ce sont des solutions, des émulsions ou des suspensions dans l'eau pour préparation injectable (EPPI) ou un liquide stérile non aqueux ou un mélange de ces deux liquides. Ex. : *Lovenox* injectable en seringue préremplie.
- Les **préparations injectables pour perfusion** : ce sont des solutions aqueuses ou des émulsions en phase aqueuse. Elles sont destinées à être administrées en grand volume. Ces préparations sont aussi appelées les solutés massifs. Ex. : poche de 250 mL de chlorure de sodium à 0,9 %.
- Les **préparations pour usage parentéral à diluer** : ce sont des solutions concentrées destinées à être injectées ou administrées par perfusion après dilution dans un liquide approprié. Ex. : *Décan* flacon de 40 mL, ce flacon contient des oligoéléments et doit être dilué dans une poche de 500 mL de glucose 5 % ou une poche de 250 mL de chlorure de sodium 0,9 %.
- Les **poudres pour usage parentéral** : ce sont des substances solides et stériles réparties dans leur récipient définitif. Elles forment rapidement une solution ou une suspension après agitation avec le volume prescrit d'un liquide approprié et stérile. Ex. : *Fortum* flacon de 500 mg à diluer dans 2 mL d'eau pour préparation injectable.
- Les **pompes** : c'est un système de réservoir qui permet d'administrer sur plusieurs heures, voire plusieurs jours, une solution. Les pompes peuvent être externes ou implantées dans le patient. Ex. : pompe à insuline.

Qualités des formes pharmaceutiques de la voie parentérale

Elles doivent être : stériles, apyrogènes, isotoniques et de pH physiologique.
- **Stérile** : c'est-à-dire sans micro-organisme vivant. La stérilisation s'obtient par la chaleur et/ou la filtration stérilisante. Toute forme pharmaceutique parentérale est stérile.

- **Apyrogène** : c'est-à-dire sans pyrogène. Le pyrogène est une substance susceptible de provoquer par injection une brusque élévation de température corporelle, des frissons, de la cyanose, une tachycardie (accélération du rythme cardiaque), des céphalées… Les pyrogènes sont des fragments de bactéries qui sont thermostables, c'est-à-dire qui ont résisté à la stérilisation, et qui sont passés à travers les filtres antimicrobiens utilisés pour la fabrication de la forme pharmaceutique injectable. Toute forme pharmaceutique parentérale est apyrogène.
- **Isotonique** : une solution qui contient 9 g de chlorure de sodium par litre est dite solution isotonique ou physiologique. Les globules rouges placés dans cette solution ne subissent aucune agression et conservent leur structure. En revanche, si les globules rouges sont placés dans une solution qui contient une plus faible quantité de chlorure de sodium (moins de 9 g/L), c'est-à-dire une solution hypotonique, ils vont éclater et libérer l'hémoglobine. Inversement dans une solution hypertonique, ils vont se déformer et s'écraser. Une forme pharmaceutique parentérale doit être idéalement isotonique et ceci d'autant plus qu'elle est de grand volume. Il existe des formes pharmaceutiques de petits volumes qui sont hypo- ou hypertoniques.
- **pH physiologique** : le pH de la forme pharmaceutique parentérale doit être le plus proche du pH physiologique (environ 7) car au-dessus et en dessous de cette valeur l'injection est d'autant plus douloureuse. Une forme pharmaceutique parentérale doit avoir idéalement un pH physiologique et ceci d'autant plus qu'elle est de grand volume.

Avantages et inconvénients

▶ Avantages

- L'action du médicament injecté par voie parentérale est plus rapide que par voie orale ; forme pharmaceutique qui est préférée dans les situations d'urgence.
- Cette forme pharmaceutique permet de traiter quelqu'un d'inconscient.
- Absence de dégradation du principe actif par les sucs gastriques.
- Absence d'effet indésirable digestif.
- Absence d'effet de premier passage intestinal.
- Absorption intégrale du principe actif.

▶ Inconvénients

- Effraction cutanée.
- Douleur au point d'injection.
- Risque infectieux.

- Temps de préparation pour l'infirmier.
- Coût élevé de fabrication.

Pratique infirmière

- Attention à la quantité de principe actif qui est parfois exprimée en milligramme (mg) ou gramme (g) ou microgramme (µg) ou en unité internationale (UI).
- La préparation de la forme pharmaceutique parentérale doit se faire de manière aseptique avec du matériel stérile à usage unique (sauf pour les seringues déjà prêtes à l'emploi).
- Vérifier la limpidité quand il s'agit d'une solution injectable.
- Une suspension injectable ne doit jamais être injectée en intraveineux,
- TOUJOURS LIRE CE QUI EST ÉCRIT SUR L'ÉTIQUETTE AVANT D'INJECTER.

Tableau 1. Principales voies d'administrations et formes galéniques correspondantes.

Voie d'administration	Formes pharmaceutiques
Voie orale	– Formes liquides : sirop, solution buvable, suspension buvable, etc. – Formes solides : comprimé, gélule, sachet, etc.
Voie parentérale	– Formes liquides : solution injectable, suspension injectable – Forme solide : implant
Voie percutanée	Pommade, crème, gel, lotion, etc.
Voie rectale	Suppositoire, capsule rectale, lavement, etc.
Voie ophtalmique	Collyre, pommade ophtalmique

5. Dosage, préparation et dilutions

Unités internationales

Toutes prescriptions ou modes opératoires doivent être rédigées en unité internationale.

Volume

L'unité internationale est le litre (L). En thérapeutique, les unités les plus employées sont le millilitre (mL) ou le centimètre cube (cm^3) aussi écrit « cc » :
- $1 L = 1\,000$ mL $= 1\,000$ cm^3 ;
- 1 mL $= 1$ cm^3 $= 1$ cc (ne pas confondre avec cuillère à café $= 5$ mL) ;
- 1 goutte $\approx 0,05$ mL.

Masse

L'unité internationale de la masse est le kilogramme (kg). En thérapeutique, les unités de masse les plus employées sont le gramme (g), le milligramme (mg) ou le nanogramme (ng) :

1 kg = 1 000 g	1 g = 0,001 kg ;	
1 g = 1 000 mg	1 mg = 0,001 g ;	
1 mg = 1 000 ng	1 ng = 0,001 mg	donc 1 ng = 10^{-9} kg.

Surface

L'unité de surface est également utilisée dans le cadre de certains médicaments injectables dont la posologie s'exprime en unité de masse par unité de surface corporelle (kg/m^2 SC).

Unité internationale pharmacologique (UI)

L'unité internationale « UI » est une unité de mesure spécifique à une substance donnée et correspond à une quantité (ou volume) relative à une activité pharmacologique. Elle permet la comparaison de l'activité biologique exprimée en UI de formulations galéniques différentes d'une substance donnée.
Ex. : héparine $5\,000$ UI $= 1$ mL $\rightarrow$ concentration : $5\,000$ UI/mL

Posologie

Définitions

La posologie représente la fréquence d'administration d'une dose de médicament selon un mode d'administration.

Les posologies sont déterminées en fonction des propriétés pharmacocinétiques du médicament et assurent l'administration d'une quantité suffisante afin d'observer les propriétés pharmacologiques du principe actif durant la durée du traitement.

La dose de médicament ou le dosage représente la quantité en unité de prise que doit recevoir le patient.

Paramètres influents

Paramètres physiologiques :
- âge ;
- poids ;
- surface corporelle.

Paramètres cliniques :
- insuffisance hépatique ;
- insuffisance rénale.

En fonction de l'âge, du poids, ou de la surface corporelle, certaines posologies sont adaptées. Il en va de même pour les paramètres cliniques.

Les **interactions pharmacocinétiques** modifient la biodisponibilité d'un principe actif. Lorsqu'elles ne peuvent pas être évitées, il est nécessaire d'adapter la posologie.

Préparations

L'objectif de la préparation est de proposer ou de faciliter l'administration d'un médicament au patient sans risque à la fois pour le patient et à la fois pour l'infirmier(ère). Elle doit être conforme à une prescription, une modalité d'administration détaillée dans le résumé des caractéristiques du produit, ou un protocole validé par un comité ou un service.

Vérifications préalables à la préparation

- **Prescription** : identification du patient, du médicament, de la bonne forme galénique.
- **Modalité de préparation** : protocoles ou mode d'administration détaillés.
- **Produits à administrer** : aspect et date de péremption et température du médicament.

- **Nécessaire de préparation** : tubulure, système de transfert, poche de dilutions.
- **Durée d'administration** : vérifier la stabilité de la préparation tout en se conformant à la prescription.
- **Conditions aseptiques et règles d'hygiène** : lavage des mains, matériels stériles, local propre.
- **Compatibilité des mélanges et des agents diluants** : vérifier la compatibilité des médicaments car risque de complexation ou de dégradation.
- **Élimination des déchets** : déchets d'activités de soin à risque infectieux (DASRI), si injectables et piquants : bacs spécifiques.

Adaptation des préparations

Quelquefois les formes de médicaments ne conviennent pas à certaines situations cliniques ou physiologiques (gélule ou comprimé volumineux, sonde nasogastrique, forme orale inexistante).
- **Gélules** : ouverture possible et mélange avec un peu d'eau sauf si poudre cytotoxique.
- **Comprimés non sécables** : généralement non prévus pour scission.
- **Solution pour injection** : Les solutions injectables notamment les solutions pour injection intramusculaire (IM) ou sous-cutanée (SC) ne sont pas systématiquement buvables. Décision au cas par cas selon les recommandations de la pharmacie.

Dilutions

L'objectif d'une dilution est la diminution de la concentration d'une substance. Elle est réalisée quand la présentation du médicament est sous forme concentrée ou lorsqu'il est nécessaire d'effectuer une adaptation de dose. La dilution s'effectue au moyen d'agents diluants.

Agents diluants

- Solutions isotoniques :
  - eau pour préparation injectable (eau PPI) ;
  - solution injectable de NaCl (sérum physiologique) 0,9 % ;
  - solution injectable de glucose 5 %.
- Solutions hypertoniques : solution injectable de glucose 10 %, 15 %, 20 %, 30 %.
- Solutions hypotoniques : solution injectable de glucose 2,5 %.

Modalités de dilution

Les dilutions doivent toujours être réalisées selon les règles d'hygiène strictes. Le calcul d'une dilution s'effectue à partir de la détermination de la concentration finale. Il est toujours important de se référer aux modes opératoires du fabricant ou des protocoles du service.

Le nombre de mole d'un produit dans une dilution (nD) est identique à celui de la solution mère (ni).

$ni = nD$

$Ci \times Vi = Cf \times Vf$

$Vi = (Cf \times Vf)/Ci$

Vi = volume initial (soit volume à prélever), Ci = concentration initiale (soit concentration du médicament à diluer), Vf = volume final (soit volume de la poche ou de la seringue), Cf = concentration finale du médicament dilué.

Lorsque seule la quantité est indiquée, elle ne varie pas quel que soit le volume.

6. Risques et dangers de la médication

De la commercialisation à la consommation du médicament

Industrie pharmaceutique

Le médicament est découvert, modifié, ou amélioré dans les laboratoires de l'industrie. Chaque produit pharmaceutique ayant eu une **autorisation de mise sur le marché** (AMM), une fois conçu pour la grande distribution, fait l'objet d'une **analyse** et d'un **contrôle pharmaceutique**. Les données scientifiques et de fabrications permettent d'attribuer un numéro de lot et une date de péremption à chaque produit.

Grossiste répartiteur

La **distribution en gros des médicaments** est assurée uniquement par les grossistes répartiteurs. Il s'agit de structures commerciales indépendantes du fabricant. À partir d'une commande, la livraison des médicaments est ordonnée vers l'émetteur de la commande.

Pharmacie

La pharmacie assure la **gestion et la distribution au détail des médicaments** qu'elle a commandé auprès du grossiste. Elle permet la dispensation des médicaments aux patients à partir d'une prescription ou non selon la classification du (ou des) médicament(s) concerné(s).

Infirmerie et poste de soins

Il s'agit d'une structure permettant d'assurer les soins aux patients. Elle est dotée d'une **armoire à pharmacie** afin d'assurer les soins médicamenteux. C'est la pharmacie qui dispense l'ensemble des médicaments à l'infirmerie (ou au poste de soins d'un service) à partir d'une liste de médicaments prédéfinie entre l'équipe médicale et les pharmaciens.

Patient

Les médicaments sont destinés aux patients. Au moyen d'une ordonnance, lorsque cela est indispensable, le patient ambulatoire peut se procurer les médicaments dans une pharmacie. Dans les structures spécialisées, ce sont les infirmières qui administrent les médicaments aux patients.

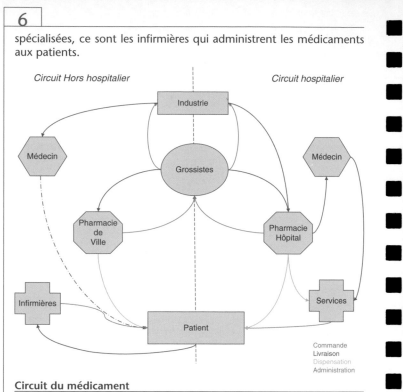

Circuit du médicament

Étapes de la médication

Prescription

La prescription est un acte **exclusivement réservé aux médecins**. Elle peut dans certains cas et dans une certaine limite être réalisée par les sages-femmes, les infirmières et les kinésithérapeutes à partir d'une liste de produits de santé autorisés. Il s'agit de lister des soins et des produits de santé (médicaments et/ou dispositifs médicaux) nécessaires à la prise en charge thérapeutique du patient à partir d'un **diagnostic** établi. Une prescription est toujours **nominative**.

Ordonnances de prescriptions

Le support de prescription peut être un **support papier** ou bien un **support informatisé**. Il existe des ordonnances bizones, sécurisées, de médicaments d'exception, avec justification de prescription (choix d'indications prédéfinies).

Les **items obligatoires** d'une prescription sont :

- l'identification complète du prescripteur (nom, qualification, numéro d'identification, lieux d'exercice, etc.);
- l'identification complète du patient : nom, prénom, âge, sexe, poids, taille;
- la date de rédaction de l'ordonnance;
- le nom de la spécialité prescrite ou sa dénomination commune internationale (DCI);
- la posologie et le mode d'administration ainsi que la durée du traitement;
- la signature du médecin (ou sage-femme, infirmière habilitées);
- dans le cadre d'une prescription d'un stupéfiant, la rédaction doit se faire en toute lettre (chiffres compris).

Dispensation

La dispensation est l'acte de délivrance des médicaments à partir d'une ordonnance. **Elle constitue un geste exclusivement pharmaceutique**. Le pharmacien est le seul autorisé à dispenser. Il existe deux modalités de dispensation à l'hôpital :

- la **dispensation nominative** : elle s'effectue à partir d'une ordonnance informatisée ou manuscrite;
- la **dispensation globale** : elle s'effectue à partir d'une liste de médicaments prédéfinis en accord avec le médecin responsable de l'unité et le pharmacien. Les dotations sont mises à disposition du service.

Administration

L'acte d'administration est un **acte de soins réservé aux infirmiers et aux médecins**. Il consiste à donner un médicament selon la prescription et le mode d'administration prévu dans le résumé des caractéristiques du produit. Plusieurs modes d'administration sont possibles. Ils doivent être conformes à la prescription et à la galénique du médicament. Ils doivent être choisis et adaptés en fonction de la physiopathologie du patient.

Usage par le patient (auto-administration)

L'usage d'un médicament n'est réservé qu'aux personnes nécessitant un recours thérapeutique médicamenteux. Les informations relatives aux traitements du patient doivent être totalement accessibles à celui-ci. L'éducation thérapeutique et la consultation pharmaceutique ont

pour but d'expliquer les traitements tout en tenant compte des spéci-
ficités et des craintes du patient afin de préserver un confort de vie.

Risques médicamenteux

L'utilisation du médicament expose à un risque. Ce risque est soit évitable, soit inévitable.

- **Risque inévitable** : il constitue la **part de risque propre au médicament du fait de ses propriétés lors d'une utilisation normale**. Il
implique alors la part de risque dans la balance bénéfices/risque et
de ce fait regroupe l'ensemble des effets indésirables du médicament. La fréquence et la gravité des évènements doivent être aussi
minimes que possible pour être acceptables lors de l'évaluation du
médicament au cours des essais cliniques.
- **Risque évitable** : il se définit comme la part de risque dont les
causes et les origines peuvent être contrôlées et donc évitées. Elles
peuvent être de diverses natures en relation avec un individu ou un
système et concernent toutes les étapes du circuit du médicament.

Effets indésirables des médicaments

Définitions

Les effets indésirables regroupent tous les effets non thérapeutiques
d'un médicament lorsque celui-ci est utilisé à posologie et à dosage
normaux. Ils constituent le dénominateur de la balance bénéfices/
risques et sont considérés comme le risque accepté ou inévitable.

Les effets indésirables peuvent être fréquents ou rares, bénins ou
graves. En théorie, ils ne peuvent être à la fois graves et fréquents car
ils n'obtiendraient pas d'AMM délivrée par l'Agence nationale de sécurité du médicament (ANSM).

- **Effet indésirable grave :** se dit d'un effet indésirable ayant entraîné une
hospitalisation, un prolongement du séjour, ou la mort d'un patient.
- **Mesure de la fréquence des effets indésirables :** l'incidence est
rapportée à la consommation la plus large possible (mondiale). Elle
est définie à partir des études cliniques et est étendue après commercialisation (recueil de pharmacovigilance).

Échelle des fréquences d'un effet indésirable (selon l'Organisation
mondiale de la santé [OMS]) :
- très fréquents : ≥10 % ;
- fréquents : ≥1 % et <10 % ;
- non fréquents : ≥0,1 % et <1 % ;
- rares : $<10^{-3}$;
- très rares : $<10^{-4}$.

Effets indésirables généraux des médicaments sur l'organisme

- **Réaction d'hypersensibilité et allergies :** tout médicament est susceptible de déclencher une hypersensibilité ou une allergie. Ces réactions se manifestent par des œdèmes, des éruptions cutanées, de la fièvre, des frissons, de l'asthme, ou un choc anaphylactique. Elles font intervenir des réactions immunologiques. Les **allergies croisées** sont des allergies qui apparaissent entre molécules d'une même classe pharmacologique ou quelquefois de classes pharmacologiques différentes.
- **Hépatotoxicité :** beaucoup de médicaments sont hépatotoxiques. Ils impliquent des réactions cytotoxiques. L'une des hépatotoxicités les plus connues est **l'hépatite fulminante** due au paracétamol lors d'un surdosage par saturation de l'enzyme épuratrice. Les antirétroviraux et les interférons, les anticoagulants, certains psychotropes sont hépatotoxiques.
- **Toxicité sanguine :** les cellules sanguines et les plaquettes sont sensibles à certains médicaments (ex. : agents anticancéreux). Il est nécessaire de suivre la numération formule sanguine **(NFS)** dans l'instauration de certains médicaments. Les risques de toxicité sanguine sont : l'anémie hémolytique, l'agranulocytose ou encore la thrombocytopénie.
- **Néphrotoxicité :** le rein peut être atteint de nécrose tubulaire et certains médicaments peuvent déclencher une **insuffisance rénale aiguë**. Les antibiotiques, notamment les aminosides, certains immunosuppresseurs, les produits de contrastes iodés, les anti-inflammatoires non stéroïdiens (AINS), certains diurétiques sont néphrotoxiques.
- **Tératogénicité :** des **malformations fœtales** induites par l'utilisation de produits incompatibles avec le bon développement *in utero* du fœtus. Les médicaments à base de vitamine A, les inhibiteurs de l'enzyme de conversion (IEC), les cytotoxiques, certains antibiotiques, la thalidomide sont des exemples de médicaments tératogènes.
- **Autres effets :** d'autres effets graves spécifiques aux propriétés pharmacologiques des médicaments peuvent survenir. Dans ces cas, **l'utilisation de ces médicaments est restreinte à des médecins spécialisés dans une prise en charge particulière avec une surveillance accrue**. Par exemple, les risques suicidaires associés aux antidépresseurs.

Pharmacodépendance et mésusage

Pharmacodépendance

Elle résulte d'un effet de dépendance lié aux médicaments. Elle peut inclure les phénomènes de tolérance.

Dépendance : elle est définie comme étant la compulsion à prendre un produit. On distingue la dépendance psychique et la dépendance physique (ex. : les psychotropes).

• **Dépendance psychique** : désir souvent irrépressible de répéter les prises afin de retrouver le plaisir de la satisfaction ou d'éviter l'angoisse.
• **Dépendance physique** : elle se manifeste à l'arrêt brusque de certains médicaments. Il apparaît des manifestations psychiques et somatiques marquées : agitation, irritabilité, accès d'angoisse, hallucinations, désorientation, troubles digestifs (sialorrhée, diarrhée, vomissements, etc.), céphalées, crampes, douleurs musculaires, etc.

Tolérance : l'administration chronique de certains médicaments entraîne une diminution des effets et **nécessite une augmentation croissante des doses ou un rapprochement des prises** (ex. : les dérives morphiniques).

Mésusage

On parle de mésusage lorsqu'il y a une utilisation inappropriée du médicament, c'est-à-dire en dehors de son utilisation thérapeutique reconnue. Ceci inclut :
• mauvais usage ;
• détournement de l'usage ;
• usage abusif.

La toxicomanie constitue une forme détournement de l'usage ou de l'usage abusif.

Toxicomanie : selon l'OMS, «**État psychique** et quelquefois aussi physique résultant de l'interaction entre un organisme vivant et une substance, se caractérisant par des **modifications du comportement** et d'autres réactions qui comprennent toujours une **compulsion** à prendre le produit de façon continue ou périodique afin de **retrouver ses effets psychiques** et quelquefois **d'éviter le malaise de la privation**. Cet état peut s'accompagner ou non de **tolérance**. Un même individu peut être dépendant de plusieurs produits».

Posologies et danger

Les posologies des médicaments sont déterminées au cours des essais cliniques. Elles nécessitent une adaptation en fonction :
• du **profil du patient** : âge, pathologies associées, insuffisance rénale, insuffisance hépatique, prédisposition génétique ;
• des **médicaments associés** : propriétés identiques, propriétés contradictoires ;
• du **médicament lui-même** : marge thérapeutique étroite.

Marge thérapeutique

Il s'agit de la zone de concentration plasmatique recherchée pour laquelle un effet thérapeutique est observé. Elle est limitée par un seuil appelé seuil thérapeutique et un plafond appelé seuil de toxicité. Un médicament à marge thérapeutique étroite signifie que les seuils thérapeutiques et les seuils de toxicité sont très proches. Ils sont donc difficiles à manier chez le patient et bénéficient souvent d'un suivi biologique (évaluation de la concentration plasmatique résiduelle par exemple) ou clinique (évaluation des fonctions physiologiques).

Dosage

Un dosage est une quantité par unité de principe actif. Il représente la quantité de principe actif nécessaire pour atteindre le seuil thérapeutique compte tenu de ses propriétés pharmacocinétiques prédéterminées. Le dosage est renouvelé à une fréquence précise afin d'avoir une concentration plasmatique comprise dans la marge thérapeutique. C'est la posologie.

Surdosage

Le surdosage est l'expression d'un dosage excessif d'un principe actif conduisant à une concentration toxique du principe actif dans l'organisme. Il peut apparaître soit par une surconsommation aiguë, soit par une surconsommation chronique, ou soit par une interaction médicamenteuse.

Les causes peuvent être :
• volontaires (tentative de suicide, criminel, toxicomanie);
• accidentelles (incompréhension, oubli, confusion);
• une inadaptation de posologie (incompatibilité physiologique : insuffisance rénale, insuffisance hépatique, etc.);
• médicamenteuses (cocktails de médicaments et autres substances chimiques ou végétales).

Erreurs médicamenteuses

Iatrogénie

L'iatrogénie est l'ensemble des actes thérapeutiques provoquant un effet néfaste sur le patient. Elle inclut les erreurs médicamenteuses (erreurs de prescription, de dispensation, d'administration et d'usage), les erreurs de diagnostic, et les erreurs de soins. L'iatrogénie constitue l'ensemble de toutes les erreurs dites erreurs évitables.

Types d'erreurs

Les erreurs par omission et les erreurs volontaires. Les erreurs par omission sont des erreurs d'oubli. Les erreurs volontaires sont des erreurs de confusions, de méconnaissance. Ces erreurs sont toutes des erreurs évitables.

- **Erreurs par omission** : l'oubli peut avoir lieu à tous les niveaux du circuit du médicament depuis la prescription jusqu'à l'administration en passant par l'étape de stockage et de rangement.
- **Erreurs volontaires** : ces erreurs sont dites volontaires par le fait qu'elles engagent les compétences d'un individu.

Mesures de lutte contre les erreurs médicamenteuses

La lutte contre l'iatrogénie intervient à tous les niveaux de la chaîne du médicament et concerne tous les acteurs de cette chaîne y compris le patient. L'objectif de la lutte contre les erreurs médicamenteuses est la prévention et la diminution des risques évitables. Elle se matérialise par un ensemble d'analyses des erreurs effectuées et des erreurs potentielles, et la mise en place de systèmes et de politique de lutte contre ces risques.

Méthode : il existe deux approches distinctes pour lutter contre les erreurs. L'une consiste à recenser, archiver et étudier les erreurs commises afin d'éviter leur réapparition c'est l'approche *a posteriori*. L'autre consiste à analyser et étudier les risques potentiels d'une démarche (nouvellement) instaurée, c'est l'approche *a priori*.

Politique de santé publique : législation et système d'information

- **Code de la santé publique** : il définit le droit et les missions de toutes les structures sanitaires ainsi que le droit et les obligations de toutes les professions de santé. Il définit et fixe le cadre de gestion des produits de santé. Il décrit également un droit à l'égard des patients, des populations particulières (femmes enceintes, enfants) et de certaines maladies (toxicomanie, sida, etc.).
- **Contrat de bon usage (CBU)** : il s'agit d'un **contrat établi entre l'hôpital, l'agence régionale de santé (ARS) et la sécurité sociale**, l'objectif étant l'engagement de la sécurité sociale à rembourser certains actes et médicaments onéreux en contrepartie d'un développement et d'une mise en place d'un programme de sécurisation et de qualité des prestations médicales et pharmaceutiques.
- **Évaluation des pratiques professionnelles (EPPR).**
- **Essais cliniques : essai de produits de santé sur l'homme** (volontaire sain ou malade) encadré par l'ANSM. Cette étape précède

l'AMM. Les essais cliniques contribuent à la connaissance et à l'amélioration de la prise en charge médicamenteuse des patients.

- **Tarification à l'activité (T2A)**. **Mode de financement** des établissements publics ou privés sur la base des activités effectivement réalisées. Certains médicaments dits onéreux sont soumis à la tarification à l'activité et nécessitent une justification de prescription, laquelle conditionne le degré de remboursement du médicament par la sécurité sociale. Ce processus permet un contrôle du bon usage du médicament dans des indications reconnues.
- **Traçabilité :** processus de traçage de toutes les étapes d'une chaîne d'utilisation depuis la fabrication jusqu'à l'administration au patient en passant par les différentes structures de stockage.

Institutions

- **ANSM :** il s'agit de l'agence du médicament et des autres produits de santé dont les missions sont la veille, l'information, le contrôle et l'AMM des produits de santé. Elle a également pour mission de cadrer législativement les essais cliniques.
- **ARS :** son rôle est la gestion et la mise en place de politiques sanitaires destinées aux établissements de santé à un niveau régional. Elle remplace l'ancienne ARH. Elle rassemble en une unité des groupements de santé publique comme la Direction régionale des affaires sanitaires et sociales (DRASS), la Direction départementale des affaires sanitaires et sociales (DDASS), et l'Union régionale des caisses d'assurance maladie (URCAM).
- **Centres régionaux de pharmacovigilance :** l'objectif est de recueillir et de traiter l'ensemble des déclarations des effets d'un médicament. Ils assurent une coordination à l'échelle nationale et diffusent l'ensemble des informations d'importance.
- **Centres de maladies rares :** centres rattachés aux établissements de santé et regroupant des experts dans la prise en charge de maladies rares et orphelines. Les patients atteints de maladies rares constituent un groupe très sensible dont les soins médicamenteux peuvent s'avérer compliqués. Une surveillance clinique et thérapeutique régulière et particulière est nécessaire.
- **Haute Autorité de santé (HAS) :** institution chargée d'évaluer sur le plan scientifique l'intérêt des produits de santé et leur prise en charge par l'assurance maladie. Elle a pour rôle d'améliorer la qualité des soins par le bon usage et les bonnes pratiques. Elle tient un rôle d'information auprès de tous les professionnels de santé et du grand public.
- **Les comités hospitaliers :** Comité du médicament (COMED), Comité du dispositif médical (CODIM), Comité de la iatrogénie

(COMIA), Comité des anti-infectieux (COMAI), Comité de liaison alimentation et nutrition (CLAN), Comité de lutte contre la douleur (CLUD), Comité de lutte contre les infections nosocomiales (CLIN). Toutes ces structures rattachées à la Commission médicale d'établissement (CME) ont pour objectif de définir et de mettre en place une politique sanitaire dans leur domaine respectif pour à la fois garantir une qualité de prise en charge des patients et prévenir les incidents iatrogènes.

Procédures de surveillance

- **Déclaration de pharmacovigilance** : il s'agit d'une procédure de déclaration de tout effet indésirable suspect causé par un médicament. La déclaration reprend l'identité du déclarant, l'identité totale du médicament, l'indication retenue pour le traitement du patient, ainsi que les circonstances de survenue des effets. Cette déclaration doit être immédiatement faxée au centre de pharmacovigilance de la région concernée. La déclaration de pharmacovigilance est obligatoire pour tous les professionnels de santé.
- **Déclaration de pharmacovigilance des patients** : les patients ont également la possibilité de déclarer un effet indésirable aux centres de pharmacovigilance dont ils dépendent. Décret et arrêté n° 2011-655 du 10 juin 2011 relatifs aux modalités de signalement par les patients ou les associations agréées de patients d'effets indésirables susceptibles d'être liés aux médicaments et produits mentionnés à l'article L. 5121-1 du Code de la santé publique.
- **Plan de gestion des risques** : les médicaments sous surveillance bénéficient d'un plan de gestion des risques dont le principe est d'encadrer la prescription, la dispensation, l'administration et l'usage avec la collaboration des professionnels de santé d'une part et des cellules de recueils d'informations coordonnées par le fabricant ou l'ANSM. Les données étant transmises à l'ANSM.

Formations

- **Éducation thérapeutique** : elle consiste à informer et former le patient sur sa pathologie et les modalités de la prise en charge de ses soins lorsque ceux-ci sont peu courants, d'une maniabilité peu facile, ou nécessitent une observance importante. Elle concerne souvent les maladies chroniques ou orphelines.
- **Formation continue** : programme de formation continue disponible dans les structures hospitalières. Mise en place du système de la validation des acquis de l'expérience (VAE).

- **Formation universitaire** : intégration du système licence-master-doctorat (LMD) dans les études médicales, pharmaceutiques ou les formations en soins infirmiers. Ces programmes contribuent aux avancées médicales mais aussi à l'amélioration des pratiques professionnelles par la recherche.
- **Sites Internet** : il existe un très grand nombre de sites Internet dédiés à des thèmes et des pathologies à accès non restreint. Vu le grand nombre de sites disponibles, au-delà des sites institutionnels (HAS, ARS, Institut de veille sanitaire [InVS], ANSM, Institut national du cancer [Inca], ministère de la Santé, etc.), il est vivement recommandé de ne consulter que les sites des sociétés savantes, des fédérations ou associations reconnues nationalement (par ex : Société française de cardiologie [SFC], Ligue contre le cancer [LCA], etc.), ou encore les sites des écoles, universités et instituts de formations.

D'autres mesures sous forme de campagnes publicitaires sont destinées à l'information du grand public, organisées et cautionnées par les institutions correspondantes : INvS, DRASS, HAS, ministère de la Santé, etc. Elles visent à informer et à lutter contre le mésusage des produits de santé et le risque potentiel sanitaire à l'échelle individuelle ou à l'échelle communautaire.

PARTIE 2

Semestre 3

7. Antibiotiques

Généralités

Définition

Les antibiotiques sont des substances chimiques, élaborées par des micro-organismes ou par synthèse chimique, capables d'inhiber la multiplication (**bactériostatique**) ou de détruire (**bactéricide**) des bactéries.

Les antibiotiques ont pour but de diminuer ou de stabiliser la quantité de bactéries présentes au niveau du site infectieux et d'aider les cellules du système immunitaire à entamer le processus de guérison.

L'utilisation effrénée des antibiotiques chez l'homme et l'animal a créé une pression de sélection sur les bactéries et a favorisé **l'apparition de bactéries résistantes aux antibiotiques**. Ceci est un véritable problème de santé publique. Il est donc essentiel d'utiliser les antibiotiques uniquement quand cela est nécessaire, de privilégier les antibiotiques à spectre étroit et de respecter les durées de prescription.

Le traitement antibiotique doit parfois être associé à un acte chirurgical pour éradiquer complètement l'infection.

Modes d'action des antibiotiques

Les 4 principaux modes d'actions des antibiotiques sont :
- inhiber la synthèse de la paroi bactérienne, c'est-à-dire inhiber la synthèse du peptidoglycane ;
- inhiber la synthèse de la membrane cytoplasmique ;
- inhiber la synthèse de l'ADN bactérien ;
- inhiber la synthèse de protéines bactériennes.

Choix de l'antibiotique

Pour traiter efficacement une infection bactérienne il faut administrer au patient un **antibiotique** :
- dont le spectre d'activité est actif sur la bactérie responsable de l'infection ;
- et qui diffuse dans l'organe où les bactéries responsables de l'infection sont présentes.

La réalisation d'un prélèvement chez le patient (ex. : hémoculture périphérique, examen cytobactériologique des urines, etc.) va permettre d'identifier la bactérie et de connaître les antibiotiques actifs et non actifs sur la bactérie isolée (antibiogramme). Ce prélèvement doit être fait avant que le traitement antibiotique ne soit débuté.

Le choix de l'antibiotique doit donc tenir compte : des signes cliniques, de la bactérie suspectée ou identifiée, des résultats de l'antibiogramme, des antécédents du patient, etc.

Il faut distinguer deux notions :

• le **traitement antibiotique empirique** : c'est le traitement donné en 1re intention avant que la bactérie ne soit isolée et que les résultats de l'antibiogramme ne soient obtenus. Les antibiotiques utilisés en 1re intention ont souvent un **large spectre d'activité** ;

• le **traitement antibiotique après examen bactériologique** : le choix de l'antibiotique tient compte des résultats (identification bactérienne et antibiogramme) ; le **spectre** est **ciblé**.

Il peut être nécessaire d'associer deux antibiotiques dans le but d'avoir un effet synergique, de réduire la durée totale de traitement par antibiotique, de réduire le risque de développement de bactérie résistante.

Choix de la voie d'administration

Ce choix dépend :

• de la **notion d'urgence** : dans ce cas la voie injectable (IV) est privilégiée ;

• de la **localisation de l'infection** ;

• des **formes galéniques** disponibles ;

• de **l'état du tractus digestif** du patient : si nausée et/ou vomissement, la voie orale est inadaptée ;

• des **interactions médicamenteuses** possibles : un patient traité par antivitamines K (AVK) ne doit pas recevoir d'injection intramusculaire (IM).

Pratique infirmière

• **Avant de réaliser un examen bactériologique** il faut savoir si le patient a eu au préalable un traitement antibiotique.

• Il faut **respecter les doses, les moments de prise et la durée de traitement prescrits**.

• Il faut **connaître les effets indésirables spécifiques** à chaque famille d'antibiotique. Ex. : ototoxicité et néphrotoxicité des aminosides (*Amiklin* - amikacine, *Gentamicine* - gentamicine), tendinopathie des fluoroquinolones (*Ciflox* - ciprofloxacine, *Tavanic* - lévofloxacine).

• Il faut **connaître les modalités d'administration et de préparation** des antibiotiques injectables. Ex. : *Augmentin,* amoxicilline associé à acide clavulanique, ne doit pas être dilué dans un soluté glucosé car il en résulte une interaction rendant l'*Augmentin* inefficace. Les aminosides ne s'injectent pas par voie sous-cutanée sous peine de nécrose cutanée et doivent s'administrer en IV ou en IM.

- Il faut **suivre l'évolution clinique** du patient pour évaluer l'efficacité du traitement : la température, les frissons, le pouls, la tension artérielle, l'état du point d'injection pour les antibiotiques administrés en IM, IV ou SC.
- Il faut **suivre les paramètres biologiques** : leucocytes, protéine C réactive, etc.
- Il faut être capable **d'effectuer aux bons moments les prélèvements sanguins pour déterminer la concentration résiduelle et la concentration plasmatique des antibiotiques** dans l'organisme du patient.

Bêtalactamines

Pénicillines

Ces antibiotiques sont **bactéricides**. Ils diffusent bien dans tout l'organisme à l'exception du liquide cérébrospinal (LCS), sauf en cas de méningite. Ils sont éliminés essentiellement par voie urinaire et sous forme inchangée (non métabolisée) ce qui explique que, chez les patients insuffisants rénaux, la posologie doit être adaptée.

Ils sont indiqués dans de nombreuses infections, sévères ou non, en raison de leur large spectre d'activité. Ils s'administrent par **voie injectable ou orale**.

Semestre 3

☞ Voir **tableau 2**, page 55.

Effets indésirables :
- réactions **allergiques** : urticaire, éruptions, œdème de Quincke, choc anaphylactique. L'allergie aux pénicillines est croisée dans 10-15 % avec celle des céphalosporines. Les tests immunoallergiques sont indispensables pour faire le diagnostic d'allergie. À noter que le risque d'éruptions cutanées est plus important si le patient est traité par *Zyloric* - allopurinol ;
- troubles **digestifs** : diarrhée, nausées, vomissements, candidoses digestives. Les diarrhées et les candidoses digestives sont les conséquences de l'activité large spectre des pénicillines : ces deux effets indésirables sont directement liés à l'efficacité du traitement.

Céphalosporines

Antibiotiques **bactéricides** à large diffusion dans l'organisme à l'exception du LCS.

Ils sont éliminés essentiellement par voie urinaire et sous forme inchangée (non métabolisée) ce qui explique que, chez les patients insuffisants rénaux, la posologie doit être adaptée.

Ils sont indiqués dans de nombreuses infections, sévères ou non, en raison de leur large spectre d'activité. Ils s'administrent par **voie injectable ou orale**.

☞ Voir **tableau 3**, page 56.

Les effets indésirables sont surtout de type allergique et des troubles digestifs.

Fluoroquinolones

Antibiotiques **bactéricides** à large diffusion dans l'organisme dont le tissu osseux, la prostate et le LCS.

Ils sont **indiqués dans de nombreuses infections, sévères ou non**, en raison de leur **large spectre** d'activité (bacille à Gram négatif et staphylocoques). Ils s'administrent par **voie injectable ou orale.** Les antibiotiques de cette famille sont prescrits dans le traitement des infections ostéo-articulaires, génito-urinaires dont la salpingite, la pyélonéphrite, la prostatite, les infections pulmonaires dont certaines tuberculoses… À noter que certaines fluoroquinolones sont prescrites dans le traitement minute, c'est-à-dire en une prise unique, des infections urinaires basses de la femme sans complication : la cystite simple. Ces traitements sont : *Uniflox* - ciprofloxacine 1 comprimé à 500 mg en une seule prise ; *Monoflocet* - ofloxacine 1 comprimé à 200 mg en une seule prise.

☞ Voir **tableau 4**, page 56.

Les effets indésirables sont :
- des **tendinopathies** : elles se manifestent par des raideurs des tendons et peuvent aller jusqu'à la rupture du tendon ; cet effet indésirable peut survenir dans les premiers jours de traitement ;
- la **phototoxicité** : l'exposition au soleil ou aux rayons ultraviolets (UV) lors d'un traitement par fluoroquinolone est très à risque de toxicité cutanée. Il faut éviter toute exposition aux UV ;
- **digestifs** : diarrhée, nausées, vomissements, douleurs abdominales.

Glycopeptides

Ces antibiotiques sont **bactéricides**.
Leur diffusion tissulaire est bonne mais inconstante dans le LCS. Ils sont éliminés par voie urinaire sous forme active (non métabolisée), ce qui explique que la posologie doit être adaptée chez le patient insuffisant rénal. Ils ne sont pas absorbés par voie digestive, ce qui explique leur **administration par voies IV ou IM**.
Ils ont un **spectre d'action étroit caractérisé par une efficacité sur les staphylocoques dits Méti-R**, c'est-à-dire résistants aux bêtalactamines.
Ils sont **indiqués dans les infections sévères** à germes sensibles dont les endocardites, la fièvre chez le patient neutropénique.
Cette famille est composée de deux médicaments :
- *Vancocine* - vancomycine : administré en perfusion IV d'une durée au moins de 60 minutes ;
- *Targocid* - teicoplanine : administré en IV directe (en 1 minute) ou en perfusion IV de 30 minutes.

Les effets indésirables sont :
- **ototoxicité** dose-dépendante : acouphènes, vertige, voire surdité ;
- **néphrotoxicité** : cet effet indésirable apparaît en cas de surdosage ;
- **thrombophlébites au point d'injection ;**
- **cutanés :** si la vitesse de perfusion de la vancomycine est trop rapide (supérieure à 1 g par heure) le patient peut présenter le *red man syndrom*, c'est-à-dire l'apparition d'un érythème au niveau du cou, du visage et du torse avec en plus de l'hypotension artérielle.

Suivi des concentrations plasmatiques : il est nécessaire de suivre les concentrations résiduelles des antibiotiques de cette famille pour être sûr d'être dans l'intervalle thérapeutique et éviter la survenue des effets indésirables. Une adaptation de posologie peut être réalisée pour les patients insuffisants rénaux soit en réduisant les doses, soit en espaçant les injections.

Aminosides

Ils sont **bactéricides**.
Ils ne sont pratiquement pas absorbés par voie orale ce qui explique que **leur administration se fait par voie IM** et plus rarement par voie IV. Ils sont essentiellement éliminés par voie urinaire sous forme active inchangée (non métabolisée). La posologie doit donc être adaptée à la fonction rénale du patient. Leur usage est quasiment exclusivement hospitalier.
Les aminosides sont **rarement utilisés en monothérapie mais plutôt en association dans le traitement d'infections sévères** dont les

Semestre 3

endocardites, les infections urinaires, ostéo-articulaires, septicémiques, etc. En effet, les aminosides ont une action synergique avec les bêta-lactamines, les fluoroquinolones, les glycopeptides, etc.
Ils s'administrent en 1 à 3 injections/jour.

 Voir **tableau 5**, page 56.

Les effets indésirables sont :
• l'**ototoxicité** : elle est favorisée par des doses élevées et des durées de traitement prolongées. Elle est **irréversible** et se manifeste par des bourdonnements d'oreille, vertige, hypoacousie évoluant vers la perte d'audition ;
• la **néphrotoxicité** : elle est **réversible**. Elle peut être favorisée par l'association avec des médicaments diurétiques.
Suivi des concentrations plasmatiques : il est essentiel d'effectuer ce suivi car les médicaments de cette famille sont dits à marge thérapeutique étroite, c'est-à-dire que les concentrations thérapeutiques et toxiques sont très proches. Ces dosages sériques sont indispensables chez le sujet qui est insuffisant rénal ou lorsque le traitement est supérieur à 7 jours.

Sulfamides

Ces antibiotiques sont **bactériostatiques**.
Ils sont très absorbés par voie digestive et diffusent très largement dans l'organisme dont le LCS, la prostate, la bile et les poumons. **La métabolisation hépatique est importante et l'inactivation se fait par acétylation.** L'élimination se fait ensuite par voie urinaire sous forme métabolisée inactive.
Ils s'administrent par **voie orale ou injectable**.
Ils sont indiqués dans les infections urinaires basses non compliquées, prostatites, pyélonéphrite aiguë, pneumocystose pulmonaire (cotri-moxazole). À noter que le *Bactrim* - cotrimoxazole est indiqué dans le traitement curatif et préventif de la pneumocystose.

 Voir **tableau 6**, page 56.

Les effets indésirables sont :
• des **réactions allergiques** : urticaires, bronchospasme, œdème de Quincke, etc. ;
• des **troubles hématologiques** : des neutropénies réversibles après l'arrêt du traitement, des anémies mégaloblastiques car ces antibiotiques entraînent une carence en folates, anémies hémolytiques, etc. ;

- des **troubles cutanées** : de la phototoxicité par exposition aux rayons UV ;
- des **troubles digestifs** : nausées, vomissements, etc.

Antituberculeux

La tuberculose est une maladie infectieuse transmissible qui atteint surtout le poumon mais d'autres organes peuvent aussi être concernés (os, rein, etc.).

La principale bactérie responsable de cette infection est *Mycobacterium tuberculosis*.

Le traitement repose sur une **association de plusieurs médicaments antibactériens** qui doivent être administrés quotidiennement pendant **plusieurs mois**. Le risque de tuberculose résistante nécessite que le traitement soit bien mené.

Il existe 4 antituberculeux de première intention appelés aussi antituberculeux «majeurs» : isoniazide, rifampicine, éthambutol et pyrazinamide. Les antituberculeux de deuxième intention ne seront pas abordés ici (aminosides, macrolides, fluoroquinolones, etc.).

Isoniazide

Cet antibiotique est bactéricide. D'un point de vue pharmacocinétique ce médicament possède 4 caractéristiques :
- une absorption digestive importante sous réserve qu'il soit pris **à jeun** ;
- une très grande distribution dans les organes y compris le LCS ;
- une métabolisation hépatique qui se fait par acétylation avec une variabilité interindividuelle. Il existe des patients dits acétyleurs rapides et d'autres dits acétyleurs lents ;
- une élimination urinaire.

Les 2 principaux effets indésirables sont :
- la **toxicité hépatique** : cette toxicité se traduit par une augmentation des transaminases (ALAT et ASAT) et peut conduire exceptionnellement à une hépatite aigüe. L'alcoolisme ou l'association de l'isoniazide à la rifampicine et/ou le pyrazinamide augmente le risque d'hépatotoxicité. Cette toxicité peut conduire à une adaptation de la posologie voire à un arrêt du traitement ;
- la **toxicité neurologique** : elle correspond à des neuropathies périphériques et se manifeste par des sensations anormales comme des picotements, des brûlures, des fourmillements, etc. Cette toxicité est plus fréquente chez les acétyleurs lents.

La posologie usuelle chez l'adulte est de 3 à 5 mg/kg/jour. L'isoniazide existe en comprimé s'administrant par voie orale et en ampoule à diluer. Le nom de spécialité est *Rimifon*.

Semestre 3

Rifampicine

Cet antibiotique est **bactéricide**. Il est actif sur les mycobactéries mais aussi sur d'autres bactéries dont certains cocci à Gram positif. Les caractéristiques pharmacocinétiques de cet antibactérien sont :
- une absorption digestive importante sous réserve qu'il soit pris **à jeun** ;
- une grande distribution dans les organes y compris le LCS ;
- une métabolisation hépatique ;
- une élimination mixte : urinaire et fécale.

Les 2 principaux effets indésirables sont :
- la **toxicité hépatique** : cela se traduit par une augmentation des transaminases. Cette toxicité est plus fréquente lorsque la rifampicine est associée à l'isoniazide ;
- la **coloration orangée des sécrétions** comme les urines, les selles et les larmes pouvant conduire dans ce cas à une coloration des lentilles de contact.

Attention, la rifampicine est un **inducteur enzymatique** (voir fiche n°2, «Définition de la pharmacocinétique»). Par conséquent il augmente l'activité des enzymes hépatiques et provoque une diminution de l'efficacité de différents médicaments dont les AVK, certains immunosuppresseurs, les corticoïdes, la contraception orale, etc.

La posologie usuelle chez l'adulte est de 10 mg/kg/jour. La rifampicine existe en gélule, en sirop et en ampoule injectable à diluer. Les noms de spécialités sont *Rifadine* et *Rimactan*.

Pyrazinamide

Cet antibiotique est **bactéricide**. Ses caractéristiques pharmacocinétiques sont une bonne absorption digestive, une bonne diffusion tissulaire dont le LCS, une métabolisation hépatique et une élimination rénale.

Les 2 principaux effets indésirables sont :
- la **toxicité hépatique** : cela se traduit par une augmentation des transaminases. Elle peut nécessiter une adaptation de la posologie voire un arrêt du traitement ;
- des **arthralgies avec une hyperuricémie**. L'hyperuricémie est très fréquente et peut confirmer la prise du traitement par le patient.

La posologie usuelle chez l'adulte est de 20 à 30 mg/kg/jour. Le pyrazinamide existe en comprimé. Le nom de spécialité est *Pirilène*.

Éthambutol

Cet antibiotique est **bactériostatique**. Ses caractéristiques pharmacocinétiques sont une bonne absorption digestive, une bonne diffusion tissulaire dont le LCS, une métabolisation hépatique et une élimination rénale en partie sous forme inchangée.

Le principal effet indésirable est **une toxicité oculaire** sous forme de névrite optique (baisse de l'acuité visuelle et anomalie des couleurs). La posologie usuelle chez l'adulte est de 15 à 20 mg/kg/j. L'éthambutol est commercialisé en comprimé et en ampoule à diluer. Les noms de spécialités sont *Myambutol* et *Dexambutol*.

Pratique infirmière

Le traitement « standard » de la tuberculose repose sur une **combinaison d'antituberculeux pour une durée de 6 mois**, et selon 2 phases :
• les 2 premiers mois : une quadrithérapie associant isoniazide + rifampicine + pyrazinamide + éthambutol;
• les 4 mois suivants : une bithérapie isoniazide + rifampicine.

En cas de **grossesse, le pyrazinamide est contre-indiqué**. Le schéma thérapeutique recommandé est de 3 mois de traitement associant isoniazide + rifampicine + éthambutol, suivi de 6 mois de traitement par isoniazide + rifampicine.

L'**observance** est essentielle. Pour faciliter cette observance, il faut rappeler au patient que les 4 antituberculeux majeurs s'administrent quotidiennement, par voie orale, en une seule prise et à jeun c'est-à-dire 1 heure avant la prise du repas. Il existe 2 spécialités pharmaceutiques qui combinent des antituberculeux ce qui contribue à une meilleure observance :
• *Rifater* combinant isoniazide + rifampicine + pyrazinamide;
• *Rifinah* combinant isoniazide + rifampicine.

Semestre 3

Tableau 2. Principaux antibiotiques de la classe des pénicillines.

Groupe	DCI	Nom commercial
Pénicilline G	Benzylpénicilline	*Pénicilline*
Pénicilline V	Phénoxyméthylpénicilline	*Oracilline*
	Benzathine-benzylpénicilline	*Extencilline*
Pénicilline M	Oxacilline	*Bristopen*
	Cloxacilline	*Orbenine*
Pénicilline A	Amoxicilline	*Clamoxyl*
	Amoxicilline + acide clavulanique	*Augmentin*
Carboxypénicilline	Ticarcilline	*Ticarpen*
Uréidopénicilline	Pipéracilline + tazobactam	*Tazocilline*

Tableau 3. Principaux antibiotiques de la classe des céphalosporines.

DCI	Nom commercial
Céfuroxime	*Zinnat*
Céfotaxime	*Claforan*
Ceftriaxone	*Rocéphine*
Ceftazidime	*Fortum*
Cefpodoxime	*Orelox*

Tableau 4. Principaux antibiotiques de la classe des fluoroquinolones.

DCI	Nom commercial
Ofloxacine	*Oflocet*
Lévofloxacine	*Tavanic*
Ciprofloxacine	*Ciflox*
Norfloxacine	*Noroxine*

Tableau 5. Principaux antibiotiques de la classe des aminosides.

DCI	Nom commercial
Gentamicine	*Gentamicine*
Amikacine	*Amiklin*
Tobramycine	*Tobi*

Tableau 6. Principaux antibiotiques de la classe des sulfamides.

DCI	Nom commercial
Sulfadiazine	*Adiazine*
Sulfaméthoxazole + triméthoprime ; cette association est appelée aussi cotrimoxazole	*Bactrim*

8. Chimiothérapie anticancéreuse

Objectifs et stratégies

L'objectif d'une chimiothérapie anticancéreuse est soit **curatif** soit palliatif. Elle complète une prise en charge radiothérapeutique ou chirurgicale (traitement néo-adjuvant ou adjuvant). Par un ciblage précis (sélectivité), la stratégie vise à **inhiber la prolifération des cellules cancéreuses**. Parfois, il est nécessaire d'effectuer des **associations de médicaments** affectant des cibles cellulaires différentes pour obtenir de meilleurs résultats. La toxicité et les effets indésirables lourds nécessitent la prise en charge des symptômes iatrogènes.

Un **protocole de chimiothérapie** doit répondre à plusieurs critères :
- sélectivité vis-à-vis des cellules cibles afin de diminuer les effets secondaires ;
- synergie d'action ou potentialisation afin de limiter la résistance des cellules tumorales ;
- thérapeutique symptomatique pour lutter contre les effets secondaires des anticancéreux (émétisants, antidouleurs, antipyrétique, antihistaminiques, corticoïdes, facteurs de croissance hématopoïétique) ;
- cures quelquefois répétitives mais espacées.

Classification des anticancéreux

Les anticancéreux sont classés selon leur propriétés et leur site d'action. On distingue les **agents cytotoxiques** et les **agents modulateurs**.

Voir **tableau 7**, page 69.

Effets indésirables des chimiothérapies

La chimiothérapie anticancéreuse induit un grand nombre d'effets secondaires. Les plus fréquents, toutes spécialités confondues, sont :
- toxicité cutanéomuqueuse : alopécie, hypersensibilité. La croissance rapide et fréquente des cheveux font de ces cellules une cible

potentielle. L'hypersensibilité peut être prévenue par une prophylaxie avec antihistaminique;
- toxicité digestive : nausées, vomissement, diarrhées. Selon le cas, il est nécessaire d'associer des antiémétiques puissants (classe pharmacologique des sétrons);
- toxicité hématologique : anémie, leucopénie, neutropénie, thrombopénie. Un bilan de la NFS doit être régulièrement instauré au cours du traitement. La conséquence est une asthénie et un risque infectieux important;
- toxicité hépatique : la surveillance des transaminases doit être systématique;
- toxicité néphrotique : certains médicaments sont néphrotoxiques. Une surveillance accrue de la fonction rénale est primordiale.

Agents cytotoxiques

Alcaloïdes anticancéreux - Poisons du fuseau mitotique

Parmi les alcaloïdes anticancéreux, il y a les alcaloïdes de la pervenche (ou vinca-alcaloïdes) et les alcaloïdes de l'if (ou taxanes). Ces substances naturelles **bloquent l'activité mitotique des cellules**.
- **Mécanisme d'action** : inhibiteurs des mitoses par liaison aux microtubules des fuseaux. La conséquence est un arrêt du cycle cellulaire par blocage des microtubules (alcaloïdes de la pervenche) et par blocage de la dépolymérisation des microtubules (alcaloïdes de l'if).
- **Interactions majeures** : vaccins atténués. Vaccin antimalarique contre-indiqué.
- **Contre-indications** : neutropénie, insuffisance hépatique sévère, grossesse et allaitement. Neuropathie périphérique sévère (alcaloïdes de pervenche).
- **Toxicités majeures** : toxicité neurologique (paresthésies, troubles sensoriels) et hématologique (aplasie médullaire, thrombopénie). Toxicité cardiaque possible pour les taxanes.
- **À surveiller** : troubles gastro-intestinaux (nausées, diarrhées). Alopécie. Risque de choc anaphylactique pour les taxanes nécessitant une administration sous contrôle médical.

 Voir **tableau 8**, page 70.

Agents alkylants

Les principaux groupes d'agents alkylants sont les moutardes à l'azote, les organoplatines, et les nitroso-urées. Ils ont la **capacité d'interagir avec les bases de l'ADN** en empêchant l'ouverture des brins lors de la réplication du matériel génétique.

- **Mécanisme d'action** : alkylation (greffage d'un groupement organique) sur une ou plusieurs bases de l'ADN. La conséquence est une réplication freinée des brins d'ADN de la cellule cancéreuse.
- **Interactions majeures** : vaccin antimalarique contre-indiqué. Autres vaccins déconseillés. Phénytoïne.
- **Contre-indications :** grossesse et allaitement. Insuffisance rénale sévère (ifosfamide, cyclophosphamide, streptozocine, organoplatines). Insuffisance médullaire (organoplatines, cyclophosphamide).
- **Toxicité :** gamétotoxicité (stérilité masculine), hématotoxicité, néphrotoxicité.
- **À surveiller :** bilan hématologique à effectuer après chaque cure. Risque de cystite hémorragique (cyclophosphamide, ifosfamide). Bilan sanguin et créatininémie à surveiller. Nausées et vomissements très fréquents nécessitant la prise d'antiémétisants.

☞ Voir **tableau 9**, page 71.

Agents intercalants

Certains antibiotiques d'espèces bactériennes ont la **capacité d'interagir avec l'ADN cellulaire** : ce sont les **antibiotiques cytotoxiques**. Un composé dérivé des anthraquinones possédant des propriétés **intercalantes** a été synthétisé : le mitoxantrone.

- **Mécanisme d'action** : peu élucidé, le mécanisme d'action suppose une intercalation de la substance entre les bases de l'ADN. La conséquence est une diminution de l'étape de la réplication du matériel génétique.
- **Interactions majeures** : vaccin antimalarique contre-indiqué. Autres vaccins déconseillés. Phénytoïne.
- **Contre-indications :** grossesse et allaitement. Insuffisance cardiaque (doxorubicine principalement). Insuffisance rénale ou hépatique.
- **Toxicité :** cardiotoxicité, hématotoxicité, hépatoxicité.
- **À surveiller :** surveillance cardiologique et hématologique à effectuer. Fonction rénale à surveiller. Nausées et vomissements très fréquents nécessitant la prise d'antiémétisants.

Semestre 3

☞ Voir **tableau 10**, page 73.

Agents scindants

La bléomycine, antibiotique cytotoxique, est capable de dégrader l'ADN.
- **Mécanisme d'action** : fragmentation d'un des brins d'ADN par formation de radicaux libres.
- **Interactions majeures** : vaccin antimalarique contre-indiqué. Autres
vaccins déconseillés. Phénytoïne.
- **Contre-indications** : grossesse et allaitement. Insuffisance respiratoire sévère.
- **Toxicité** : toxicité pulmonaire.
- **À surveiller** : fonction pulmonaire à surveiller. Risque de dyspnée
d'effort et toux sèche. Risque de fièvre et de frissons après
injection.
- **Spécialités** :
  – bléomycine forme : inj. (IV ou IM);
  – dose : 10-20 mg/m^2 SC;
  – type de cancer : carcinomes épidermoïdes, testiculaires,
    lymphome de Hodgkin (LH) ou lymphome non hodgkinien (LNH).

Antimétabolites

Les agents antimétabolites agissent au niveau de la synthèse de l'ADN.
Ils regroupent les **antagonistes de l'acide folique**, les **analogues des
bases puriques (antipurines) ou pyrimidiques (antipyrimidines)** et
le dérivé de l'urée (hydroxyurée).

▎ **Antagonistes de l'acide folique**

- **Mécanisme d'action** : inhibition de l'enzyme métabolique de l'acide
folique (dihydrofolate réductase) essentiel à la synthèse de novo des
purines et pyrimidines.
- **Interactions majeures** : vaccin antimalarique contre-indiqué. Autres
vaccins déconseillés.
- **Contre-indications** : grossesse et allaitement. Insuffisance hépatique et rénale sévère.
- **Toxicité** : toxicité hématologique, hépatique et rénale.
- **À surveiller** : fonction rénale à surveiller (augmentation de la créatininémie), contrôle du bilan sanguin à effectuer (anémie, thrombopénie, neutropénie) nécessitant un apport en vitamine B$_{12}$ et en

acide folique. Risque de réaction cutanée nécessitant une cortico-thérapie en amont de la cure.

☞ Voir **tableau 11**, page 74.

▶ Antipurines

- **Mécanisme d'action** : analogues de synthèse bloquant les enzymes de conversion et d'insertion des bases dans l'ADN. La conséquence est une inhibition de la synthèse d'ADN par incorporation d'un faux nucléotide.
- **Interactions majeures** : vaccin antimalarique contre-indiqué. Autres vaccins déconseillés. Phénytoïne.
- **Contre-indications** : grossesse et allaitement. Insuffisance rénale (pentostatine, cladribine, fludarabine).
- **Toxicité** : toxicité hématologique, hépatique et rénale.
- **À surveiller** : fonction hépatique et bilan hématologique à effectuer. Risque de photosensibilisation (thioguanine). Infections fréquentes, troubles neurologiques (anxiété, insomnie, confusion mentale), troubles cardiologiques avec pentostatine.

☞ Voir **tableau 12**, page 74.

▶ Antipyrimidines

- **Mécanisme d'action** : analogues des bases pyrimidiques bloquant la synthèse de l'ADN.
- **Interactions majeures** : vaccin antimalarique contre-indiqué. Autres vaccins déconseillés. Phénytoïne.
- **Contre-indications** : grossesse et allaitement. Insuffisance rénale ou hépatique (cladribine, fludarabine), hypoplasie médullaire (5-FU, tégafur), leucopénie, thrombopénie, neutropénie existante (capéci-tabine), aplasie médullaire (cytarabine), tumeur hépatique maligne (azacytidine).
- **Toxicité** : toxicité hématologique, toxicité hépatique.
- **À surveiller** : fonction hépatique. Contrôle de l'hémogramme. Risque de fièvre et d'asthénie, vertiges, troubles cardiaques, troubles dermatologiques (hyperpigmentation, prurit), en particulier avec la capécitabine (arrêt du traitement si sévérité avérée). Risque de photosensibilisation (pas d'exposition au soleil).

Semestre 3

☞ Voir **tableau 13**, page 75.

▶ **Hydroxyurée**
- **Mécanisme d'action** : mécanisme mal connu. Inhibiteur de la synthèse de l'ADN.
- **Interactions majeures** : vaccin antimalarique contre-indiqué. Autres vaccins déconseillés.
- **Contre-indications** : grossesse et allaitement.
- **Toxicité** : toxicité hématologique.
- **À surveiller** : bilan hématologique à effectuer.
- **Spécialités** :
  - hydroxyurée - *Hydréa*;
  - forme : orale (capsule);
  - dose : 15–50 mg/kg;
  - type de cancer : leucémie myéloïde.

Agents inhibiteurs des topo-isomérases

Certains cytotoxiques sont capables d'inhiber des enzymes fondamentales à l'ouverture et à la synthèse des brins d'ADN : les topo-isomérases. Ces agents sont soit des alcaloïdes de la podophylle (étoposide), soit des alcaloïdes du camptotheca (irinotécan, topotécan).
- **Mécanisme d'action** : inhibiteurs des topo-isomérase I (irinotécan, topotécan) ou II (étoposide). La conséquence est une impossibilité d'ouverture des brins d'ADN nécessaire à la réplication.
- **Interactions majeures** : vaccin antimalarique contre-indiqué. Autres vaccins déconseillés. Millepertuis (irinotécan). Phénytoïne (étoposide).
- **Contre-indications** : grossesse et allaitement. Insuffisance médullaire sévère (irinotécan).
- **Toxicité** : toxicité hématologique; carcinogénicité (étoposide).
- **À surveiller** : contrôle de l'hémogramme (risque de neutropénie). Troubles digestifs important (nausées, vomissement, diarrhées importantes nécessitant réhydratation). Risque de réaction anaphylactique nécessitant une injection sous surveillance étroite (étoposide).

☞ Voir **tableau 14**, page 76.

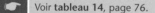

Agents antiprotéiques

L'action de ces agents est ciblée sur les protéines. D'une part, une carence en un acide aminé qui bloque les synthèses protéiques de certaines cellules (L-asparaginase), d'autre part, l'inactivation du protéasome qui empêche la dégradation de protéines intracellulaires (bortézomib).

- **Mécanisme d'action** : enzyme de dégradation la L-asparaginase entraînant une carence en L-asparagine. La conséquence est un ralentissement de l'activité des cellules leucémiques. Inhibition du protéasome, organite ubiquitaire fonctionnel de dégradation de protéines intracellulaires par le bortézomib. La conséquence est un arrêt du cycle cellulaire.
- **Interactions majeures** : vaccin antimalarique contre-indiqué. Autres vaccins déconseillés.
- **Contre-indications** : insuffisance hépatique sévère (bortézomib et L-asparaginase). Pancréatite, grossesse et allaitement (L-asparaginase).
- **Toxicité :** toxicité hématologique, toxicité hépatique.
- **À surveiller :**
  – bortézomib : bilan hématologique à effectuer (anémie, thrombocytopénie, neutropénie), asthénie très importante, risque de neuropathie ;
  – L-asparaginase : risque de thrombose veineuse profonde (TVP), surveiller l'apparition de réactions allergiques (fièvre, frissons, érythèmes).

Voir **tableau 15**, page 76.

Agents modulateurs

Agents hormonaux

Deux catégories d'agents hormonaux sont utilisées en chimiothérapie cancéreuse : les agonistes hormonaux et les antagonistes hormonaux dans les cancers hormonodépendants.

❱ Agonistes hormonaux

Les hormones concernées sont la *luteinizing hormone-releasing hormone* (LH-RH), l'œstrogène, la progestérone, la somatostatine. L'intérêt de ces agents est leur action sur les cancers hormonodépendants.

Semestre 3

Agonistes de la LH-RH

- **Mécanisme d'action** : agonistes de la LH-RH favorisant l'hypersécrétion hormonale induisant peu après un rétrocontrôle négatif dont la conséquence est une hyposécrétion hormonale.
- **Contre-indications** : grossesse et allaitement. Ostéoporose.
- **Toxicité** : peu de toxicité dans cette catégorie.
- **À surveiller** : phénomènes liés à l'hormonothérapie (bouffées de chaleur, céphalées, myalgies, prise de poids, sécheresse vaginale). Risque de douleur au point d'injection. Pic hormonal dans les premiers jours de traitement induisant douleurs osseuses.

Œstrogéniques : diéthylstilbestrol (DES)

- **Mécanisme d'action** : agonistes des œstrogènes favorisant une activité œstrogénique entraînant une régression du volume tumoral.
- **Interactions majeures** : médicament à forte métabolisation hépatique. Tout inducteur enzymatique diminue l'efficacité du traitement.
- **Contre-indications** : nombreuses parmi lesquelles : maladies coronariennes, maladies thromboemboliques, cancer du sein, insuffisance hépatique sévère, insuffisance rénale chronique.
- **Toxicité** : carcinogénicité et tératogénicité.
- **À surveiller** : phénomène de gynécomastie, impuissance, atrophie des organes, pilosité diminuée. Risque d'hypertension artérielle et de maladies vasculaires thromboemboliques. Autres risques : troubles neurologiques avec céphalées, troubles visuels, vertiges ; ces risques nécessitent l'arrêt du traitement.

Progestatifs

- **Mécanisme d'action** : dérivés de progestérone ayant de manière indirecte le même mécanisme d'action que les œstrogènes mais actifs sur les cancers du sein et de l'endomètre.
- **Interactions majeures** : médicament à forte métabolisation hépatique. Tout inducteur enzymatique diminue l'efficacité du traitement.
- **Contre-indications** : grossesse et allaitement. Hypertension artérielle sévère, maladies thromboemboliques (phlébites, infarctus du myocarde [IDM], accident vasculaire cérébral [AVC]), insuffisance hépatique sévère.
- **Toxicité** : carcinogénicité et tératogénicité.
- **À surveiller** : risque d'hypertension artérielle, prise de poids, céphalée.

Analogues de la somatostatine

- **Mécanisme d'action** : analogues de la somatostatine naturelle, inhibiteur des fonctions endocrine, exocrine et paracrine et freinant la sécrétion de la *growth hormone* (GH) au niveau de l'hypophyse.
- **Interactions majeures** : insulines avec risque d'hypoglycémie si prise simultanée.
- **Contre-indications** : grossesse et allaitement. Lithiase des voies biliaires.
- **Toxicité :** carcinogénicité et tératogénicité.
- **À surveiller :** contrôle glycémique avec adaptation de doses d'insuline chez le diabétique. Risque de douleur locale à l'injection.

Voir **tableau 16**, page 76.

▶ Antagonistes hormonaux

Les agents concernés sont des anti-œstrogènes d'une part et des antitestostérones d'autre part. Les anti-œstrogènes regroupent les antagonistes des récepteurs aux œstrogènes et les inhibiteurs de la synthèse des œstrogènes. Les antitestostérones contiennent les antagonistes directs de la testostérone et les antagonistes de la *gonadotrophin releasing hormone* (Gn-RH).

Anti-œstrogènes

Antagonistes des récepteurs aux œstrogènes
- **Mécanisme d'action** : inhibition de l'activité œstrogénique par antagonisme compétitif au niveau du récepteur aux œstrogènes.
- **Interactions majeures** : médicament à forte métabolisation hépatique. Tout inducteur enzymatique diminue l'efficacité du traitement. Risque de majoration des effets hémorragiques des AVK.
- **Contre-indications** : grossesse et allaitement. Hypertension artérielle sévère, maladies thromboemboliques (phlébites, IDM, AVC), insuffisance hépatique sévère. Intolérance au galactose (tamoxifène).
- **Toxicité :** risque de cancer de l'endomètre.
- **À surveiller :** phénomènes hormonaux avec bouffées de chaleurs, saignement vaginaux, leucorrhée. Risque de thrombopénie. Le taux d'œstradiol sanguin doit être surveillé du fait d'un risque délétère sur l'endomètre.

Inhibiteurs de l'aromatase
- **Mécanisme d'action** : inhibition d'une enzyme de synthèse des œstrogènes (aromatase).

Semestre 3

- **Interactions majeures** : toute œstrogénothérapie est contre-indiquée.
- **Contre-indications** : pas d'utilisation chez la femme non ménopausée.
- **À surveiller** : phénomènes hormonaux avec bouffées de chaleurs, nausées, douleurs dorsales, sécheresse vaginale. Risque de réaction anaphylactique.

Antitestostérones

Antagoniste de la Gn-RH : degarelix
- **Mécanisme d'action** : fixation compétitive sur les récepteurs de la Gn-RH entraînant une diminution de la libération des *follicle-stimulating hormones* (FSH) et *luteinizing hormones* (LH). La conséquence est une diminution de la sécrétion de testostérone.
- **Interactions majeures** : les médicaments allongeant l'intervalle QT peuvent augmenter cet effet.
- **Contre-indications** : pas de contre-indications particulières.
- **Toxicité** : risque de cancer de l'endomètre.
- **À surveiller** : phénomènes hormonaux avec bouffées de chaleur, prise de poids. Risque de fièvre et frissons et réactions cutanées après administration. Troubles visuels et risque d'anémie.

Antagoniste de la testostérone
- **Mécanisme d'action** : inhibition de l'activité des testostérones sur les cellules cancéreuses prostatiques testostérone-dépendantes.
- **Interactions majeures** : risque de majoration des effets hémorragiques des AVK.
- **Contre-indications** : insuffisance hépatique sévère (nilutamide). Cyprotérone : grossesse et allaitement, maladies thromboemboliques, hépatite et affections hépatiques graves, dépression chronique, tuberculose.
- **Toxicité** : hépatotoxicité.
- **À surveiller** : fonction hépatique à évaluer pendant le traitement (transaminases). Risques de troubles liés à l'hormonothérapie. Troubles de la vision avec le nilutamide. Risque de cyanose nécessitant l'arrêt du traitement par flutamide. Risque de photosensibilisation (flutamide).
- Cyprotérone : bilan hépatique, sanguin et glycémique à effectuer. Surveiller la prise de poids. La survenue de troubles visuels, d'accidents thromboemboliques, de céphalées, ou d'hépatite, motive l'arrêt du traitement.

☞ Voir **tableau 17**, page 77.

Agents inhibiteurs des kinases

Il existe deux catégories d'inhibiteurs des kinases ayant une activité anticancéreuse : les inhibiteurs des tyrosines kinases et les inhibiteurs des protéines kinases.

▶ Inhibiteurs des tyrosines kinases

- **Mécanisme d'action** : inhibition de la transduction du signal des récepteurs à tyrosines kinases (récepteurs de croissance EGFR, VEGF, ou PDGF, récepteur Bcr-ABL). La conséquence est l'induction d'une activité antiproliférative des cellules (anti-VEGF, anti-PDGF) ou l'apoptose des cellules (cellules Bcr-ABL positives).
- **Interactions majeures** : médicaments substrats du cytochrome p450 (CYP 3A4), donc tout inducteur ou inhibiteur du CYP 3A4 modifie leur biodisponibilité. Interactions avec les AVK.
- **Contre-indications** : grossesse et allaitement. Thrombocytopénie (imatinib), insuffisance hépatique. Troubles métaboliques (intolérance au lactose ou galactose faisant partie des excipients de certains agents).
- **Toxicité** : risque d'hépatotoxicité et d'hématotoxicité.
- **À surveiller** : troubles sanguins tels que thrombocytopénie, neutropénie, anémie. Risque de réactions cutanées. Affection hépatique (faire un bilan hépatique). Risque d'asthénies, nausées et vomissements. Risque d'atteinte rénale et pulmonaire nécessitant une surveillance régulière.

☞ Voir **tableau 18**, page 78.

▶ Inhibiteurs des protéines kinases m-TOR

- **Mécanisme d'action** : inhibition de la protéine m-TOR sérine/thréonine kinase. La conséquence est l'inhibition de la croissance cellulaire.
- **Interactions majeures** : médicaments substrats du cytochrome p450 (CYP 3A4) donc tout inducteur ou inhibiteur du CYP 3A4 modifie leur concentration.
- **Contre-indications** : hypersensibilité croisée entre les substances dérivées de la rapamycine.
- **Toxicité** : risque de pneumopathies.
- **À surveiller** : réaction d'hypersensibilité importante nécessitant parfois l'arrêt de la perfusion et prise en charge avec antihistaminiques. Troubles sanguins : thrombopénie, neutropénie, anémie. Troubles du métabolisme (hyperglycémie, hyperlipidémie). Réaction cutanée importante.

Semestre 3

Voir **tableau 19**, page 79.

▶ **L'inhibiteur de la serine/thréonine kinase**

- **Mécanisme d'action** : inhibition de la protéine sérine/thréonine kinase BRAF. La conséquence est l'inhibition de la prolifération des cellules BRAF mutées.
- **Interactions majeures** : médicaments substrats du cytochrome p450 (CYP 3A4), donc tout inducteur ou inhibiteur du CYP 3A4 modifie leur concentration plasmatique.
- **Contre-indications** : hypersensibilité, grossesse et allaitement.
- **Toxicité** : risque de pneumopathies.
- **À surveiller** : réaction d'hypersensibilité importante nécessitant parfois l'arrêt de la perfusion et prise en charge avec antihistaminiques. Troubles sanguins tels que thrombocytopénie, neutropénie, anémie. Risque de réactions cutanées. Affection hépatique (faire un bilan hépatique). Troubles du métabolisme (hyperglycémie, hyperlipidémie). Réaction cutanée importante.
- **Spécialité** :
  - Vemurafenib - *Zelboraf*;
  - forme : orale (cp);
  - dose : 960–1920 mg/j;
  - type de cancer : Mélanome malin.

Anticorps monoclonaux

Les anticorps monoclonaux sont issus des biothérapies géniques. Il s'agit d'anticorps spécifiques d'un antigène donné qui déclenchent une **réponse immunitaire** dès fixation à leur cible. Certaines cellules cancéreuses expriment de manière spécifique des protéines d'intérêt à leur surface membranaire : clusters de différenciation (CD), récepteurs membranaires (EGFR, HER) ou encore un facteur de croissance (VEGF). Ces protéines sont des cibles potentielles pour les anticorps monoclonaux.

- **Mécanisme d'action** : fixation des anticorps monoclonaux dirigés contre les cibles exprimées à la surface des cellules. La conséquence est un déclenchement d'une réponse immunitaire contre les cellules tumorales.
- **Contre-indications** : grossesse et allaitement. Hypersensibilité aux produits d'injection.
- **Toxicité** : risque d'hématotoxicité.
- **À surveiller** : réaction cutanée importante (notamment avec panitumumab) et risque d'hypersensibilité liée à l'injection (fièvre, frissons).

Risque d'œdèmes de Quincke. Risque d'anémie, thrombopénie ou neutropénie importante (rituximab, alemtuzumab). Troubles cardio-vasculaires (trastuzumab, pertuzumab, etc.). Risque d'infection à *Pneumocystis carinii* avec alemtuzumab (prophylaxie nécessaire). Il est important d'associer un traitement analgésique et antihistaminique avec les protocoles incluant les anticorps monoclonaux.

Voir **tableau 20**, page 79.

Immunomodulateurs (IMiDS)

Nouvelle classe de médicaments ayant des propriétés immunomodulatrices, antiangiogéniques, antinéoplasiques. L'action anti-TNF alpha (facteur de nécrose tissulaire) et anti-interleukine 6 (IL-6) (cytokine pro-inflammatoire). Ils sont au nombre de deux : le thalidomide et le lénalidomide.

- **Mécanisme d'action** : action anti-TNF alpha (facteur de nécrose tissulaire) et anti IL-6 (cytokine pro-inflammatoire) et potentialisation de la réponse immunitaire (cellules NK, lymphocytes B et T).
- **Interactions majeures** : médicaments sédatifs ou bradycardisants (thalidomide).
- **Contre-indications** : grossesse et allaitement. Contraception obligatoire (homme ou femme). Insuffisance rénale sévère.
- **Toxicité** : tératogénicité.
- **À surveiller** : risque de crampes musculaires, de sédation et de neuropathies périphériques. Troubles thromboemboliques (thrombose veineuse profonde [TVP], embolie pulmonaire). Suivi du bilan sanguin. **Tératogènes majeurs** : contraception obligatoire (homme et femme). Médicaments soumis à un plan de gestion de risque (carnet, fiche d'information, accord de soins) nécessitant un suivi régulier et rigoureux.

Voir **tableau 21**, page 80.

Semestre 3

Tableau 7. Agents cytotoxiques et agents modulateurs.

Agents cytotoxiques	Agents modulateurs
Alcaloïdes anticancéreux	Agents hormonaux
Antibiotiques cytotoxiques	Agents inhibiteurs des kinases
Agents alkylants	Anticorps monoclonaux

(Suite)

Tableau 7. Suite.

Agents cytotoxiques	Agents modulateurs
Agents scindants	Immunomodulateurs
Antimétabolites	Immunosuppresseurs
Agents inhibiteurs des topo-isomérases	
Agents antiprotéiques	

Tableau 8. Alcaloïdes anticancéreux.

Agents	DCI *Princeps*	Forme	Dose (sc : surface corporelle)	Types de cancer
Alcaloïdes de pervenche	Vinblastine *Velbé*	Inj. (IV)	5–18 mg/m² sc	– LH ou LNH – Cancer du sein – Cancer de l'ovaire – Cancer du rein, vessie et testicule – Sarcome de Kaposi – Choriocarcinome
	Vincristine *Oncovin*	Inj. (IV)	1,4 mg/m² sc	– LAL – LH et LNH – Myélome multiple – Sarcome – Cancer du sein et du col utérin – Cancer du sein à petites cellules – Cancers de l'enfant
	Vindésine *Eldisine*	Inj. (IV)	3 mg/m² sc	– LAL – Cancer de l'œsophage – Cancer du poumon – Cancer du sein
	Vinorelbine *Navelbine*	Inj. (IV) capsules	– 25–30 mg/m² sc – 60–80 mg (*per os*)	– Cancer du poumon non à petites cellules – Cancer du sein métastasique
Taxanes	Cabazitaxel *Jevtana*	Inj. (IV)	25 mg/m² sc	Cancer de la prostate
	Docétaxel *Taxotère*	Inj. (IV)	75–100 mg/m² sc	– Cancer bronchique non à petites cellules – Cancer gastrique – Cancer de la prostate – Cancer du sein – Cancer des voies aérodigestives supérieures

(*Suite*)

Tableau 8. Suite.

Agents	DCI *Princeps*	Forme	Dose (sc : surface corporelle)	Types de cancer
	Paclitaxel *Taxol* *Paxene*	Inj. (IV)	100-225 mg/m² sc	– Cancer bronchique non à petites cellules – Cancer de l'ovaire – Sarcome de Kaposi
	Halichondrine Éribuline *Halaven*	Inj. (IV)	1,23 mg/m²	Cancer du sein avancé ou métastasique

LH : lymphome hodgkinien ; LNH : lymphome non hodgkinien ; LAL : leucémie aiguë lymphoblastique.

Tableau 9. Agents alkylants.

Agents	DCI *Princeps*	Forme	Dose	Types de cancer
Moutarde à l'azote	Chlorambucil *Chloraminophène*	Orale (gélule)	6–10 mg/m² sc	– LLC – LNH
	Chlorméthine *Caryolysine*	Inj. (IV)	6 mg/m² sc	– LH – Lymphome cutané (appl. locale)
	Cyclophosphamide *Endoxan*	Orale (cp) Inj. (IV)	300–800 mg/m²	– LH ou LNH – Cancer des bronches – Cancer de l'ovaire – Cancer du sein – Cancer des testicules – Sarcome
	Estramustine *Estracyt*	Oral (gélule)	560–840 mg	Cancer de la prostate
	Ifosfamide *Holoxan*	Inj. (IV)	1 000–1 500 mg/m²	– Cancer bronchique – Cancer du col de l'utérus – Cancer de l'ovaire – Cancer du sein – Carcinome des testicules – LAL en rechute – LNH
	Melphalan *Alkéran*	Orale (cp)	0,15–0,3 mg/kg	– Adénocarcinome ovarien – Carcinome du sein – Myélome multiple

(Suite)

Tableau 9. Suite.

Agents	DCI *Princeps*	Forme	Dose	Types de cancer
Nitroso-urées	Carmustine *Bicnu* *Gliadel*	Inj. (IV)	150–1 200 mg/ m² sc	– LH ou LNH – Mélanome – Tumeur cérébrale
	Fotémustine *Muphoran*	Inj. (IV)	100 mg/m² sc	– Mélanome – Tumeur cérébrale
	Lomustine *Bélustine*	Orale (gélule)	75–130 mg/ m² sc	– Cancer bronchopulmonaire – LH ou LNH – Mélanome – Myélome multiple – Tumeur cérébrale
	Streptozocine *Zanosar*	Inj. (IV)	500–1 500 mg/m²	– Adénocarcinome – Carcinome
Organo-platines	Carboplatine *Carboplatine*	Inj. (IV)	400 mg/m² sc	– Cancer épidermoïde des voies aérodigestives supérieures – Cancer de l'ovaire – Cancer du poumon – LH ou LNH
	Cisplatine *Cisplatyl*	Inj. (IV)	15–100 mg/ m² sc	– Cancers variés (anus, testicule, ovaire, utérus, bronche, etc.) – LH ou LNH
	Oxaliplatine *Eloxatine*	Inj. (IV)	85 mg/m² sc	Cancer colorectal
Triazènes	Dacarbazine *Déticène*	Inj. (IV)	150–375 mg/ m² sc	– Glioblastome – Mélanome malin – LH ou LNH – Sarcome
	Procarbazine *Natulan*	Orale (gélule)	100–150 mg/ m² sc	– Cancer bronchopulmonaire – LH ou LNH
	Témozolomide *Témodal*	Orale (gélule)	200 mg/m² sc	– Glioblastome – Gliome malin
Autres	Altrétamine *Hexastat*	Orale (gélule)	150–250 mg/m²	– Cancer bronchique à petites cellules – Cancer de l'ovaire
	Busulfan *Busilvex* *Myleran*	Inj. (IV) orale (*Myleran*)	0,8 mg/kg (IV) 1 mg/kg (*per os*)	*Greffe de cellules souches hématopoïétiques*

(Suite)

Tableau 9. Suite.

Agents	DCI Princeps	Forme	Dose	Types de cancer
	Mytomicine C *Amétycine*	Inj. (IV) instillation	10–80 mg/m² sc	– Adénocarcinome – Tumeur de la vessie (voie endovésicale)
	Pipobroman *Vercyte*	Orale (cp sécable)	0,1–1 mg/kg	Maladie de Vaquez
	Thiotépa *Thiotépa*	Inj (IV, IM) instillation	8–12 mg/m² 30–40 mg/ instillation	– Cancer de l'ovaire – Cancer du sein – Tumeur de la vessie

LAL : leucémie aiguë lymphoblastique. LMC : leucémie myéloïde chronique ; LLC : leucémie lymphoïde chronique ; LNH : lymphome non hodgkinien ; LH : lymphome hodgkinien.

Tableau 10. Agents intercalants.

Agents	DCI Princeps	Forme	Dose (sc : surface corporelle)	Types de cancer
Anthracyclines	Actinomycine D *Cosmegen*	Inj. (IV)	300–500 µg/m² sc	– Néphroblastome – Rhabdomyosarcome – Tumeur trophoblastique
	Daunorubicine *Cérubidine* *Daunoxome* (liposomal)	Inj. (IV)	40–60 mg/m² sc	– Leucémies aiguës – LMC – LH et LNH
	Doxorubicine *Adriblastine* *Caelyx* (liposomal) *Myocet* (liposomal)	Inj. (IV)	40–75 mg/m² sc 20–75 mg/ m² sc (forme liposomale)	– Cancer de l'estomac – Cancer du poumon – Cancer de l'ovaire – Cancer de la vessie – Leucémies – LH ou LNH – Myélome multiple – Sarcome des os et tissus mous
	Épirubicine *Farmorubicine*	Inj. (IV)	40–100 mg/m² sc	– Cancer de l'estomac – Cancer de l'œsophage – Cancer du foie – Cancer ORL – Cancer de l'ovaire – Cancer du poumon – Cancer du pancréas – Cancer du sein – LNH – Maladie de Hodgkin – Sarcome des tissus mous

Semestre 3

(Suite)

Tableau 10. Suite.

Agents	DCI *Princeps*	Forme	Dose (sc : surface corporelle)	Types de cancer
	Idarubicine *Zavedos*	Inj. (IV) Orale (gélule)	12 mg/m^2 sc 15–30 mg/m^2 sc	LAM
	Pirarubicine *Théprubicine*	Inj. (IV)	50 mg/m^2 sc	Cancer du sein
Anthraquinone	Mitoxantrone *Novantrone*	Inj. (IV)	10–14 mg/m^2 sc	– LAM – LH ou LNH – Cancer de la prostate (palliatif) – Cancer du sein

LMC : leucémie myéloïde chronique; LH : lymphome hodgkinien; LNH : lymphome non hodgkinien; LAM : leucémie aiguë myéloblastique.

Tableau 11. Antagonistes de l'acide folique.

Agents	DCI *Princeps*	Forme	Dose	Types de cancer
Antagonistes de l'acide folique	Pémétrexed *Alimta*	Inj. (IV)	500 mg/m^2 sc	– Cancer bronchique – Mésothéliome pleural
	Raltitrexed *Tomudex*	Inj. (IV)	3 mg/m^2 sc	Cancer colorectal
	Méthotrexate *Méthotrexate Ledertrexate*	Inj (IV) Orale (cp sécable)	15–50 mg/m^2 sc ou 1–3 g/m^2 sc (LNH)	– Adénocarcinomes mammaires et ovariens – Carcinome des bronches à petites cellules – Carcinomes vésicaux – Carcinome des voies aérodigestives supérieures – Choriocarcinome – LAL – LNH – Sarcome ostéogénique

LAL : leucémie aiguë lymphoblastique; LNH : lymphome non hodgkinien.

Tableau 12. Antipurines.

Agents	DCI *Princeps*	Forme	Dose	Types de cancer
Antipurines	Cladribine *Leustatine* *Litak*	Inj. (IV, SC*)	0,1 mg/kg 0,14 mg/kg	– LLC – Leucémie à tricholeucocytes – Mastocytose
	Clofarabine *Evoltra*	Inj. (IV)	52 mg/m^2 sc	LAL

Tableau 12. Suite.

Agents	DCI *Princeps*	Forme	Dose	Types de cancer
	Fludarabine *Fludara*	Inj. (IV) Orale (cp)*	25 mg/m² sc 40 mg/m² sc*	LLC à cellules B
	Nélarabine *Atriance*	Inj. (IV)	1 500 mg/m² sc	LAL-T
	Pentostatine *Nipent*	Inj. (IV)	4 mg/m² sc	Leucémie à tricholeucocytes
	6-Mercaptopurine	Orale (cp sécable)	1–5 mg/kg	– LAL – LNH
	6-Thioguanine *Lanvis*	Orale (cp)	60–200 mg/m² sc	LAM

LLC : leucémie lymphoïde chronique ; LAL : leucémie aiguë lymphoblastique ; LNH : lymphome non hodgkinien ; LAM : leucémie aiguë myéloblastique.

Tableau 13. Antipyrimidines.

Agents	DCI *Princeps*	Forme	Dose	Types de cancer
Antipy-rimidines	Azacitidine *Vidaza*	Inj. (IV, SC)	75 mg/m² sc	– LAM – LMMC – SMD
	Capécitabine *Xéloda*	Orale (cp)	2 500 mg/m² sc	– Cancer colorectal – Cancer gastrique – Cancer du sein
	Cytarabine *Aracytine* Cytarabine *Dépocyte*	Inj. (IV) Fl. (intrathécal)	100–200 mg/m² sc 50 mg*	LLC à cellules B
	Gemcitabine *Gemcitabine Gemzar*	Inj. (IV)	1 000–1 250 mg/m² sc	– Adénocarcinome du pancréas – Cancer de l'ovaire – Cancer du sein – Cancer de la vessie
	Tégafur-uracile *UFT*	Inj. (IV)	300–600 mg/m² sc	– Adénocarcinome digestif – Cancer colorectal
	5-fluoro-uracile *Fluorouracile*	Orale (gélule)	300 mg/m² sc	

LAM : leucémie aiguë myéloblastique ; LMMC : leucémie myélomonocytaire chronique ; SMD : syndrome myélodysplasique ; LLC : leucémie lymphoïde chronique.

Semestre 3

Tableau 14. Agents inhibiteurs des topo-isomérases.

Agents	DCI Princeps	Forme	Dose	Types de cancer
Inhibiteurs des topo-isomérases I	Irinotécan Campto	Inj. (fl.)	350 mg/m² sc	Cancer colorectal
	Topotécan Hycamtin	Inj. (fl.) Orale (gélule)	1,5 mg/m² sc 2,3 mg/m² (per os)	– Cancer du poumon (per os) – Carcinome du col de l'utérus – Carcinome de l'ovaire
Inhibiteurs des topo-isomérases II	Étoposide Celltop Etophos Vepeside	Inj. (fl.) Orale (capsule)	50–150 mg/ m² sc 100–300 mg/m² sc (per os)	– Cancer du poumon – Cancer du sein – Choriocarcinome placentaire – Neuroblastome – Leucémies – LH ou LNH

LH : lymphome hodgkinien ; LNH : lymphome non hodgkinien.

Tableau 15. Agents antiprotéiques.

Agents	DCI Princeps	Forme	Dose	Types de cancer
Inhibiteur de l'asparagine	L-asparaginase Kidrolase (IM, IV)	Inj. (fl.)	7 500–10 000 UI/ m² sc	– LAL – LNH
Inhibiteur du protéasome	Bortézomib Velcade	Inj. (fl.)	1,3 mg/m² sc	Myélome multiple

LAL : leucémie aiguë lymphoblastique ; LNH : lymphome non hodgkinien.

Tableau 16. Analogue de la somatostatine.

Agents	DCI Princeps	Forme	Dose	Types de cancer
Agonistes de la LH-RH	Buséréline Bigonist Suprefact inj. Suprefact nasal	Impl. SC Inj. (fl.) SC	6,3 mg (impl.) 1500 µg (inj. SC) 300 µg	– Cancer de la prostate – Cancer du sein – Endométriose – Fibromes utérins
	Goséréline Zoladex	Impl. SC	3,6 mg 10,8 mg	
	Leuproréline Enantone Eligard	Inj. SC (fl.)	3,75 mg	
	Nafaréline Synarel	Nasale (fl. dose)	400–800 µg	

(Suite)

Tableau 16. Suite.

Agents	DCI Princeps	Forme	Dose	Types de cancer
	Triptoréline *Décapeptyl Gonapeptyl Salvacyl*	Inj. (fl.) SC ou IM	0,1 mg (SC) 3,75–11,25 mg (IM)	
Œstrogéniques	Diéthylstilbestrol *Distilbène*	Orale (cp)	1–3 mg	Cancer de la prostate
Progestatifs	Médroxyprogestérone *Dépo-prodasone Farlutal*	Inj. (fl.) Orale (cp)	500–1 000 mg	– Cancer de l'endomètre – Cancer du sein – Endométriose
	Mégestrol *Megace*	Orale (cp)	160 mg	
Analogues de la somatostatine	Lanréotide *Somatuline LP*	Inj. IM, SC (fl.)	30 mg 30–120 mg (SC)	– Carcinomes – Adénome hypophysaire
	Octréotide *Sandostatine Sandostatine LP*	Inj. SC Inj. IM	50–1500 µg (SC) 10–30 mg (IM)	

Tableau 17. Antagonistes de la testostérone.

Agents	DCI Princeps	Forme	Dose	Types de cancer
Antagonistes des récepteurs aux œstrogènes	Fulvestrant *Faslodex*	Inj. (seringue préremplie)	250 mg	Cancer du sein
	Tamoxifène *Nolvadex*	Orale (cp)	20–40 mg	
	Toremifène *Fareston*	Orale (cp)	60 mg	
Inhibiteurs de l'aromatase	Anastrozole *Arimidex*	Orale (cp)	1 mg	Cancer du sein
	Exémestane *Aromasine*		25 mg	
	Létrozole *Fémara*		2,5 mg	
Antagoniste de la Gn-RH	Dégarélix *Firmagon*	Inj. (fl.) SC	80–240 mg	Cancer de la prostate
Antagonistes de la testostérone	Bicalutamide *Casodex*	Orale (cp)	50 mg	Cancer de la prostate

Semestre 3

(Suite)

Tableau 17. Suite.

Agents	DCI *Princeps*	Forme	Dose	Types de cancer
	Cyprotérone *Androcur*	Orale (cp sécable)	200–300 mg	
	Flutamide *Prostadirex*	Orale (cp)	750 mg	
	Nilutamide *Anandron*	Orale (cp)	150–300 mg	

Tableau 18. Inhibiteurs des tyrosines kinases.

Agents	DCI *Princeps*	Forme	Dose	Types de cancer
Inhibiteurs des tyrosines kinases	Dasatinib *Sprycel*	Orale (cp)	100–140 mg	– LAL – LMC
	Erlotinib *Tarceva*	Orale (cp)	100 mg 150 mg	– Cancer du pancréas – Cancer du poumon non à petites cellules
	Géfitinib *Iressa*	Orale (cp)	250 mg	Cancer du poumon non à petites cellules
	Imatinib *Glivec*	Orale (cp)	400–800 mg	– LMC (Bcr-Abl +) – Syndrome myélodysplasique – Tumeur gastro-intestinale
Inhibiteurs des tyrosines kinases	Lapatinib *Tyverb*	Orale (cp)	1250–1500 mg	Cancer du sein
	Nilotinib *Tasigna*	Orale (gélule)	800 mg	LMC
	Pazopanib *Votrient*	Orale (cp)	200–800 mg	– Cancer du sein – Sarcome des tissus mous
	Vandetanib *Caprelsa*	Orale (cp)	100–300 mg	Cancer de la thyroïde
Inhibiteurs multikinases	Sorafénib *Nexavar*	Orale (cp)	800 mg	– Carcinome rénal – Carcinome hépatocellulaire
	Sunitinib *Sutent*	Orale (gélule)	50 mg	– Cancer du rein – Tumeur gastro-intestinale

LAL : leucémie aiguë lymphoblastique ; LMC : leucémie myéloïde chronique.

Tableau 19. Inhibiteurs des protéines kinases m-Tor.

Agents	DCI *Princeps*	Forme	Dose	Types de cancer
Inhibiteurs des m-TOR	Évérolimus *Afinitor*	Orale (cp)	10 mg	Cancer du rein
	Temsirolimus *Torisel*	Inj. (fl.)	25 mg	− Carcinome rénal − Lymphome des cellules du manteau

Tableau 20. Anticorps monoclonaux.

DCI Princeps	Cible	Forme	Dose	Types de cancer
Alemtuzumab *Mabcampath*	Lymphocyte CD52+	Inj. (fl.) IV	3–30 mg	LLC
Bevacizumab *Avastin*	VEGF		5–15 mg/kg	− Cancer bronchique − Cancer colorectal − Cancer du sein
Catumaxomab *Removab*	Lymphocyte B CD3+	Cellule épithéliale EpCAM+	10–150 µg	Carcinome EpCAM+
Cetuximab *Erbitux*	Récepteurs EGFR, HER1		250 mg/m^2 sc 400 mg/m^2 sc	− Cancer colorectal − Cancer épidermoïde de la tête et du cou
Ibritumomab *Zevalin*	Lymphocyte B CD52+		11–15 MBq/kg (unité radiothérapie)	LNH
Panitumumab *Vectibix*	Récepteurs EGFR, HER1		6 mg/kg	Cancer colorectal
Pertuzumab *Perjeta*	Récepteur HER2	Inj. (fl.) IV	420 ou 840 mg	Cancer du sein (en association avec trastuzumab + docétaxel)
Rituximab *MabThera*	Lymphocyte B CD20+	Inj. (fl.) IV	375 mg/m^2 sc	− LLC − LNH − Lymphome folliculaire
Trastuzumab *Herceptin*	Récepteur HER2	Inj. (fl.) IV	2–4 mg/kg	− Adénocarcinome − Cancer du sein

LLC : leucémie lymphoïde chronique ; LNH : lymphome non hodgkinien.

Semestre 3

Tableau 21. Immunomodulateurs.

Agents	DCI *Princeps*	Forme	Dose	Types de cancer
IMiDS	Lénalidomide *Revlimid*	Orale (cp)	50–400 mg	Myélome multiple
Inhibiteur du protéasome	Thalidomide *Thalidomide*	Orale (gélule)	10–25 mg	

9. Psychotropes

Classification des psychotropes

Les psychotropes sont définis comme étant des substances capables d'agir sur l'activité cérébrale. Ils sont classés selon la classification de Delay.

- **Psychoanaleptiques** = augmentation du psychisme :
  - psychotoniques (actifs chez tous les sujets);
  - antidépresseurs (actifs chez les dépressifs).
- **Psychorégulateurs** = régulation de la psychose maniacodépressive (Li).
- **Psycho(cata)leptiques** = diminution du psychisme et de l'activité mentale :
  - anxiolytiques (tranquillisants mineurs);
  - sédatifs (calmants);
  - hypnotiques (sommeil);
  - neuroleptiques (antipsychotiques = tranquillisants majeurs).
- **Psychodysleptiques** = troubles mentaux (hallucinogènes).

Seules les trois premières classes constituent des substances d'intérêt thérapeutique.

Psychoanaleptiques

Dérivés de l'amphétamine (substances noo-analeptiques)

- **Mécanisme d'action** : augmentation de l'activité motrice par potentialisation de l'activité alpha 1 adrénergique. Augmentation de la quantité des monoamines (dopamine, noradrénaline). Ce qui induit une augmentation de la vigilance et une diminution de la durée du sommeil.
- **Indications** : traitement chez l'adulte de la narcolepsie (avec ou sans cataplexie) et de la somnolence diurne excessive.
- **Interactions majeures** : alcools, anesthésiques halogénés.
- **Contre-indications** : enfants de moins de 6 ans, grossesse, allaitement, filles et femmes en âge de procréer, hyperthyroïdie, glaucome, troubles cardiovasculaires, angoisse, troubles psychotiques. Association aux inhibiteurs de la monoamine oxydase (IMAO) non sélectifs.
- **À surveiller** : fonction hépatique, numération sanguine. Faire un bilan cardiaque avant instauration du traitement. Risques de troubles gastro-intestinaux, risque d'effets anticholinergiques (sécheresse buccale, tachycardie, sueurs, palpitations, etc.). Attention aux insomnies

et nervosité (ne pas donner le soir). Risque de dépendance. Les signes de surdosage sont un excès des effets anticholinergiques avec convulsions.
- **Spécialités :** stupéfiants :
  - *Ritaline* (méthylphénidate) : comprimés LP ou non LP ; posologie : 5–10 mg/j (matin et midi), puis augmentation par palier de 5 mg jusqu'à dose efficace (dose max. : 60 mg/j).
  - *Concerta LP* (méthylphénidate) : comprimés LP ; posologie : 18–54 mg/j.

Non amphétaminiques

- **Mécanisme d'action :** agonistes des récepteurs alpha 1 adrénergique. Augmentation de la quantité des monoamines (dopamine, noradrénaline), ce qui induit une augmentation de la vigilance active sur le sommeil diurne.
- **Indications :** traitement chez l'adulte de la narcolepsie (avec ou sans cataplexie) et de la somnolence diurne excessive.
- **Interactions majeures :** ciclosporine, pilules normodosées.
- **Contre-indications :** anxiété sévère.
- **À surveiller :** céphalées très fréquentes. Risques de troubles gastro-intestinaux. Les signes de surdosage sont insomnies et anxiété et excitations.
- **Spécialités :**
  - *Modiodal* (modafinil) : comprimé voie d'administration *per os* ; posologie : 100 à 400 mg/j en deux fois (matin et midi) ;
  - *Xyrem* (oxybutyrate) (stupéfiant) : solution orale ; posologie : 4,5–9 g/j en deux prises (la première prise juste avant de dormir et la seconde 3–4 heures après) augmentation par palier de 1,5 g/j.

Antidépresseurs

Indiqués dans le traitement de la **dépression**, des **troubles obsessionnels compulsifs (TOC)** et des **phobies**, ils constituent le groupe des **thymoanaleptiques**. Ils sont répartis en cinq sous-classes. L'objectif de l'action pharmacologique repose sur la **potentialisation de l'action de la noradrénaline ou de la sérotonine** par inhibition de leurs recaptures ou de leurs dégradations ou en favorisant leurs libérations. La conséquence est une amélioration de la transmission synaptique. Ce sont les médicaments les plus consommés en France.

▶ Antidépresseurs tricycliques

- **Indications :** épisodes de dépressions, TOC.
- **Mécanisme d'action :** inhibiteurs non sélectifs de la recapture de la sérotonine et de la noradrénaline par blocage des récepteurs présy-

naptiques. Autre action : action histaminergique (structure apparentée). En conséquence, la quantité de noradrénaline disponible est augmentée. Sédation (effet histaminergique).

- **Interactions majeures** : alcools et autres substances sédatives. IMAO, sympathomimétiques, anticholinergiques.
- **Contre-indication** : glaucome par fermeture de l'angle, IDM, rétention urinaire (adénome prostatique).
- **À surveiller** : levée d'inhibition (risque de passage à l'acte). Fonction cardiaque (tachycardie), convulsions, humeur, anxiété, sommeil, appétit. Prendre en charge les symptômes anticholinergiques (sécheresse buccale, constipation, rétention urinaire, hypotension orthostatique).

Voir **tableau 22**, page 88.

▶ Inhibiteurs de la monoamine oxydase (IMAO)

- **Mécanisme d'action** : inhibition de l'enzyme intracellulaire de dégradation des amines, la monoamine oxydase. Augmentation intracellulaire de la concentration des amines biogènes (sérotonine et noradrénaline) et donc augmentation de la concentration synaptique des amines.
- **Indications** : dépression majeure.
- **Interactions majeures** : association contre-indiquées entre IMAO y compris la sélégiline, les triptans (sérotoninergiques), le tramadol.
- **Contre-indications** : hypertension artérielle, insuffisance hépatique, phéochromocytome, grossesse et allaitement.
- **À surveiller** : risque de levée d'inhibition. Surveiller la tension artérielle (risque d'augmentation brutale). Possible effets nauséeux, céphalées, insomnies. Attention à l'alimentation riche en tyramine ou tryptophane (fromage, certains alcools, extraits de levure).

Voir **tableau 23**, page 88.

▶ Inhibiteurs de la recapture de la sérotonine et de la noradrénaline (IRSNA)

- **Mécanisme d'action** : inhibiteurs des récepteurs de la recapture de sérotonine et de la noradrénaline. Les deux amines biogènes sont en concentration augmentée dans l'espace synaptique.

- **Indications** : dépression majeure, prévention des récidives de dépression et des troubles paniques. Anxiété. Douleurs neuropathiques périphériques du diabétique (duloxétine).
- **Interactions majeures** : IMAO, digitaliques, autres antidépresseurs sérotoninergiques, anticholinergiques.
- **Contre-indications** : insuffisance hépatique ou rénale sévère (duloxétine, milnacipran).
- **À surveiller** : risque de levée d'inhibition, risque d'augmentation de la tension artérielle. Effets cholinergiques (hypersudation, bouche sèche, bouffées de chaleur, palpitations, tachycardie), syndrome sérotoninergique. Risque de convulsion avec la duloxétine (nécessite une surveillance médicale le premier jour).

☞ Voir **tableau 24**, page 88.

▶ **Inhibiteurs sélectifs de la recapture de la sérotonine (ISRS)**
- **Mécanisme d'action** : inhibiteurs sélectifs des récepteurs 5-HT (sérotonine) sans effet sur les autres récepteurs dopaminergiques, adrénergiques, noradrénergiques ou histaminiques. Augmentation de la concentration de sérotonine synaptique.
- **Indications** : dépression majeure, troubles paniques, agoraphobie, troubles d'anxiété, TOC.
- **Interactions majeures** : IMAO et triptans.
- **Contre-indications** : porphyrie (sertraline), insuffisance rénale sévère, grossesse, allaitement.
- **À surveiller** : risque de levée d'inhibition. Risque de syndrome sérotoninergique. Nausée, somnolence, insomnie. L'arrêt du traitement se fait par palier dégressif.

☞ Voir **tableau 25**, page 89.

▶ **Antidépresseurs atypiques**
Ces antidépresseurs n'agissent pas (ou peu) sur la recapture des amines biogènes. Ils ont la propriété d'être dénués de cardiotoxicité et d'effets anticholinergiques. Ils présentent donc moins de risques en cas de surdosage.
- **Mécanisme d'action** : induction de la recapture de la sérotonine (tianeptine).
- **Indications** : dépression majeure.
- **Interactions majeures** : association contre-indiquée avec IMAO. Alcool.

- **À surveiller** :
  - miansérine et mirtazapine : agranulocytose chez les personnes âgées et anémie aplasique. Somnolence, constipation, sécheresse de la bouche. En cas de surdosage : troubles du rythme, coma (miansérine). Sédation prolongée (mirtazapine) ;
  - tianeptine : troubles digestifs (nausées, vomissements, anorexie, sécheresse de la bouche), somnolence, cauchemars, insomnie, tachycardie. Diminution de la dose en cas d'insuffisance rénale.

> Voir **tableau 26**, page 89.

▶ **Agonistes mélatoninergiques**

- **Mécanisme d'action** : agonistes des récepteurs de la mélatonine MT1 et MT2 et antagonistes des récepteurs sérotoninergiques 5-HT2. Resynchronisation du rythme circadien. Augmentation des monoamines dopamine et noradrénaline. Amélioration de la qualité du sommeil.
- **Indications** : épisodes dépressifs majeurs.
- **Interactions majeures** : inhibiteurs du CYP1A2. L'inhibition de cet enzyme entraîne une diminution du métabolisme de l'agomélatine. Ce qui induit une surconcentration plasmatique d'agomélatine.
- **Contre-indication** : insuffisance hépatique. Association aux inhibiteurs puissants du CYP1A2 (ex. : fluvoxamine, ciprofloxacine).
- **À surveiller** : atteinte hépatique. Les signes cliniques d'une atteinte hépatique sont étroitement surveillés à l'instauration du traitement et à chaque augmentation de doses.

Agomélatine		
Valdoxan	Cp (voie *per os*)	Posologie : 25–50 mg en une fois au coucher

Psychorégulateurs

Lithium

Le lithium est une substance utilisée en prophylaxie de la maniaco-dépression. Il peut être utilisé dans les phases maniaques. À ce titre, le lithium aurait plutôt une action psychocataleptique.

- **Mécanisme d'action** : mécanisme d'action non élucidé. Il serait impliqué dans une diminution de la voie des seconds messagers. La conséquence serait une réduction de l'activité des neurotransmetteurs.

Semestre 3

- **Indications** : accès maniaque des troubles maniaco-dépressifs.
- **Interactions majeures** : médicaments modifiant l'équilibre hydrique tels que les diurétiques, les IEC. Les neuroleptiques augmentent la toxicité du lithium.
- **Contre-indications** : insuffisance rénale (le lithium entre en compétition avec le sodium), régime hyposodé.
- **À surveiller** : effets indésirables dose-dépendants tels que troubles gastro-intestinaux, prise de poids, troubles thyroïdiens, troubles neuropsychiques, perte de cheveux, acné, troubles cardiaques. Signes de surdosages : nausées, vomissements, diarrhées, douleurs abdominales, ataxie, déshydratation. Faire un dosage de la lithémie.

 Voir **tableau 27**, page 89.

Psycholeptiques

Sédatifs, anxiolytiques

▶ Benzodiazépines

- **Mécanisme d'action** : potentialisation de l'activité GABAergique par stimulation du récepteur de l'acide gamma-aminobutyrique (GABA). Entrée massive d'ions Cl⁻ dans la cellule cible. Diminution de l'excitabilité membranaire post-synaptique.
- **Indications** : anxiolytique, hypnotique, myorelaxant, anticonvulsivants.
- **Interactions majeures** : toutes substances dépressives du système nerveux central. Alcools. Buprénorphine (*Subutex*).
- **Contre-indications** : insuffisance respiratoires, insuffisance hépatique sévère, myasthénie, apnée du sommeil.
- **À surveiller** : syndrome de sevrage à l'arrêt brutal (prévoir un arrêt progressif) : anxiété, tremblements, myalgies, irritabilité, convulsions. Toxicomanes. Dépendance alcoolique croisée. Traitement prescrit sur 12 semaines maximum (risque de dépendance et de tolérance). Attention à la dépression respiratoire, tolérance et dépendance.
- **Antidote** : flumazénil (*Anexate*)

Anxiolytiques

Voir **tableau 28**, page 90.

Hypnotiques

Voir **tableau 29**, page 90.

Anticonvulsivants

☞ Voir **tableau 30**, page 90.

Autres anxiolytiques

- *Buspar* (buspirone) : indiqué dans l'anxiété excessive sans entraîner de dépendance et de syndrome de sevrage à l'arrêt. Mécanisme d'action complexe faisant intervenir les récepteurs sérotoninergiques.
- Carbamates : *Equanil* (méprobamate) : indiqué dans l'anxiété excessive et dans les états d'agitations (forme IV). Même action que les benzodiazépines.
- *Atarax* (hydroxyzine) : indiqué dans l'anxiété et l'insomnie. N'entraîne pas de dépendance ni de syndrome de sevrage à l'arrêt.

Neuroleptiques

Les neuroleptiques, aussi appelés **antipsychotiques**, sont considérés comme étant les tranquillisants majeurs. Ils agissent sur **les symptômes de la psychose, notamment la schizophrénie**. Les symptômes positifs (délire, hallucination) sont davantage ciblés que les symptômes négatifs (apathie émotionnelle, retrait social). Il existe six classes chimiques différentes. Elles possèdent toutes la même capacité à **bloquer les récepteurs dopaminergiques**.

- **Mécanisme d'action :** antagonistes des récepteurs dopaminergiques (D_1 et D_2). Certains sont antagonistes des récepteurs sérotoninergiques 5-HT2 (aripiprazole). La conséquence est une diminution de l'hyperactivité des voies dopaminergiques caractérisant la schizophrénie. Il y a une action sédative (antiagitation et angoisse) et une action antipsychotique (antidélire et hallucination).
- **Indications :** traitement des psychoses, dont la schizophrénie.
- **Interactions majeures :** alcools, agonistes dopaminergiques, antiparkinsoniens, certains neuroleptiques.
- **Contre-indications :** glaucome par fermeture de l'angle, agranulocytose (antécédent compris), allongement intervalle QT, grossesse et allaitement (phénothiazines, benzamides, butyrophénones), insuffisance hépatique ou rénale (thioxanthènes).
- **À surveiller :** tachycardie, hypotension et troubles du rythme cardiaque (allongement intervalle QT), sécheresse buccale, troubles de la miction, agranulocytose (neuroleptiques atypiques) et risque de photosensibilisation (phénothiazines). Les effets secondaires sont les syndromes extrapyramidaux (parkinsonismes) tels que dystonie, dyskinésie tardive et akathisie ; des troubles endocrinologiques (prise de poids, gynécomastie et hyperprolactinémie). Il y a un risque

Semestre 3

d'hyperthermie nécessitant arrêt du traitement (phénothiazines, butyrophénones). En cas de surdosage, effets parkinsoniens accrus, dépression respiratoire, coma, tachycardie.

 Voir **tableau 31**, page 91.

Tableau 22. Antidépresseurs tricycliques.

DCI *Princeps*		Forme	Posologie (adulte)	Sédation
Amitriptyline	*Elavil*	Cp	25–150 mg/j (max. : 250 mg/j)	Forte
	Laroxyl	Cp Gouttes buv. (4 %) Ampoule inj.		
Amoxapine *Defanyl*		Cp sécable	150–200 mg/j	-
Clomipramine *Anafranil*		Cp, ampoule inj.	25–150 mg/j	-
Dosulépine *Prothiaden*		Gélule, cp	75–150 mg/j	-
Doxépine *Quixaton*		Cp sécable Gouttes (1 %) Ampoule	25–100 mg/j (max. : 400 mg/j)	
Maprotiline *Ludiomil*		Cp sécable	50–150 mg/j	Forte
Trimipramine *Surmontil*		Cp sécable Gouttes 4 %	50–100 mg/j	Forte
Imipramine *Tofranil*		Cp	25–150 mg/j	-

Tableau 23. IMAO.

DCI *Princeps*	Forme	Posologie (adulte)	Sédation
Iproniazide *Marsilid*	Cp 50 mg	25–150 mg/j	Non
Moclobémide *Moclamine**	Cp 150 mg	300–200 mg/j	Non

* IMAO sélectif de l'IMAO A.

Tableau 24. IRSNA.

DCI *Princeps*	Forme	Posologie (adulte)	Sédation
Venlafaxine *Effexor*	Cp LP ou non LP	25–150 mg/j*	Oui
Milnacipran *Ixel*	Gélule	100 mg/j	-
Duloxétine *Cymbalta*	Gélule	60–120 mg/j	-

* Adaptation de dose en cas d'insuffisance hépatique ou rénale.

Tableau 25. ISRS.

DCI *Princeps*		Forme	Posologie (adulte)	Sédation
Escitalopram *Seroplex*		Cp sécable	5–10 mg/j (max. : 20 mg/j)	-
Fluoxétine *Prozac*		Cp Gélule Solution buv.	20 mg/j (max. : 60 mg/j)	-
Fluvoxamine *Floxyfral*		Cp	100 mg/j (max. : 300 mg/j)	-
Paroxétine *Deroxat*		Cp sécable Suspension buv.	20 mg/j (max. : 60 mg/j)	-
Citalopram *Seropram*	Inj.	Ampoule	10–60 mg/j (palier de 10 mg/j ; max. : 60 mg/j	-
	Per os	Cp sécable Solution buv.	*Idem* (max. : 48 mg/j pour solution buv.)	
Sertraline *Zoloft*		Gélule	50–200 mg/j	Forte

Tableau 26. Antidépresseurs atypiques.

DCI *Princeps*	Forme	Posologie
Miansérine *Athymil*	Cp sécable	30–60 mg/j
Mirtazapine *Norset*	Cp Solution buv. (15 mg/mL)	15–45 mg/j
Tianeptine *Stablon*	Cp	25–37,5 mg/j

Tableau 27. Psychorégulateurs.

DCI *Princeps*	Forme	Posologie	Équivalence lithium/ unité (mmol)
Carbonate de lithium *Téralithe*	Cp sécable LP 400 mg	400–800 mg/j (augmentation par palier de 200 mg)	10
	Cp sécable 250 mg	250–750 mg/j	7
Gluconate de lithium *Neurolithium*	Ampoule buv. 1 000 mg	2–4 amp./j	5
	Ampoule buv. 2000 mg	1–2 amp./j	10

Semestre 3

Tableau 28. Anxiolytiques.

DCI *Princeps*		Forme	Posologie (adulte)	Demi-vie (heures)
Alprazolam *Xanax*		Cp sécable	0,5–4 mg/j	12
Bromazépam *Lexomil*		Cp sécable	2–12 mg/j	20
Chlordiazépoxide *Librax* Clobazam *Urbanyl*		Cp sécable Gélule	5–60 mg/j	20
Clorazépate *Tranxène**	Inj.	IM ou IV	20–200 mg/j	30–150
	Orale	Gélule	10–90 mg/j	
Diazépam *Valium*		Cp sécable Gouttes (1 g = 0,33 mg)	50–20 mg/j	35
Loflazépate *Victan*		Cp sécable	1–3 mg/j	77
Lorazépam *Temesta*		Cp sécable	1–7,5 mg/j	10–20
Nordazépam *Nordaz*		Cp sécable	7,5–15 mg/j	30–150
Oxazépam *Seresta**		Cp sécable	10–50 mg/j	8
Prazépam *Lysanxia*		Cp sécable Gouttes	10–30 mg/j	30–150

Tableau 29. Hypnotiques.

DCI *Princeps*	Forme	Posologie (adulte)	Demi-vie (heures)
Estazolam *Nuctalon*	Cp	2 mg/j	17
Flunitrazépam *Rohypnol*	Cp sécable	0,5–1 mg	35
Loprazolam *Havlane*	Cp sécable	0,5–1 mg	8
Lormétazépam *Noctamide*	Cp sécable	0,5–2 mg/j	10
Nitrazépam *Mogadon*	Cp sécable	2–5 mg/j	40
Témazépam *Normison*	Cp sécable	10–20 mg/j	8
Zolpidem *Stilnox*	Cp sécable	5–10 mg/j	2,4
Zopiclone *Imovane*	Cp sécable	3,75–7,5 mg/j	6

Tableau 30. Anticonvulsivants.

DCI *Princeps*		Forme	Posologie (adulte)	Délai d'action/durée d'action (IV)
Clonazépam *Rivotril*	Inj.	IV, IM	1–2 mg/ j	2–3 min/1–3 h
	Per os	Cp sécable Gouttes (0,25 %)	2–6 mg/j	Demi-vie : 32–36 h
Diazépam *Valium* (inj.)		IV, IM	10–20 mg/j	5 min/6 h

Tableau 31. Neuroleptiques.

Classe	DCI *Princeps*	Forme	Posologie	Agranulocytose	Effets Extrapyramidaux Aigus et chroniques	Effets autonomes (anticholinergique et antiadrénergique)	Allongement intervalle QT	Photosensibilisation	Effets endocriniens (gynécomastie, prise de poids, galactorrhées)
						À surveiller			
Phénothiazines	Chlorpromazine *Largactil* Cyamémazine *Tercian* Lévomépromazine *Nozinan*	Cp sécable Gouttes 4 % Inj.	25–300 mg/j (max. : 600 mg/j *per os*)	0	+++	++	++	+++	++
	Pipotiazine *Piportil*	Cp sécable Gouttes 1 % Gouttes 4 %	10–20 mg/j						
	Propériciazine *Neuleptil*	Cp sécable Gouttes 4 %	25–100 mg/j						
	Fluphénazine *Moditen*	Cp sécable	25–200 mg/j						

(Suite)

Tableau 31. Suite.

Classe	DCI *Princeps*	Forme	Posologie	Agranu-locytose	Effets Extrapyramidaux Aigus et chroniques	Effets autonomes (anticholinergique et antiadrénergique)	Allongement intervalle QT	Photo sensibilisation	Effets endocriniens (gynécomastie, prise de poids, galactorrhées)
							À surveiller		
Butyrophénones	Halopéridol *Haldol* *Haldol Decanoas* (IM)	Cp Gouttes Inj.	1–20 mg/j	0	+++	++	++	0	++
	Pipampérone *Dipiperon*	Cp sécable Gouttes	40–120 mg/j						
Thioxanthènes	Flupentixol *Fluanxol*	Gouttes 4 %	20–80 mg/ j (max. : 400 mg/j)	0	+++	++	++	+	++
	Zuclopenthixol *Clopixol*	Cp Gouttes	20–100 mg/j						
Orthopramides	Amisulpride *Solian*	Cp sécable Solution buv. Cp	50–1 200 mg/j	0	+	+	+	0	+++

(Suite)

Tableau 31. Suite.

Classe	DCI *Princeps*	Forme	Posologie	À surveiller					
				Agranu-locytose	Effets Extrapy-ramidaux Aigus et chroniques	Effets autonomes (anticholi-nergique et antiadréner-gique)	Allongement intervalle QT	Photo sensi-bilisation	Effets endocriniens (gynécomastie, prise de poids, galactor-rhées)
	Sulpiride *Dogmatil* *Synedil* *Synedil fort*	50–1 600 mg/j							
	Tiapride *Tiapridal*	Cp sécable Gouttes	200–400 mg/j (max. : 800 mg/j)						
Neuro-leptiques atypiques	Clozapine *Leponex*	Cp sécable	100–450 mg/j (max. : 600 mg/j)	+++ (carnet de gestion)	++	+	++ (surtout si surdosage)	0	+++
	Loxapine *Loxapac*	Cp Gouttes Inj. (IM)	50–300 mg/j	+	+	++	+	0	++
	Olanzapine *Zyprexa*	Cp Cp orodis-persible	5–20 mg/j	0	+	++	+	+	++

(Suite)

Tableau 31. Suite.

Classe	DCI *Princeps*	Forme	Posologie	Agranu-locytose	Effets Extrapy-ramidaux Aigus et chroniques	Effets autonomes (anticholi-nergique et antiadréner-gique)	Allongement intervalle QT	Photo sensi-bilisation	Effets endocriniens (gynécomastie, prise de poids, galactor-rhées)
							À surveiller		
Rispéridone	Rispéridone *Risperdal*	Cp sécable Solution buv. Cp orodis-persible	2–16 mg/j	0	++	+++	++	0	++
Aripiprazole	Aripiprazole *Abilify*	Cp Cp orodis-persible	10–30 mg/j	0	+	++	0	0	0

10. Anticoagulants et antiagrégants

Rappels sur la coagulation

L'hémostase est un processus physiologique s'opposant à une hémorragie, c'est-à-dire à une perte de sang par lésion d'un vaisseau sanguin. La coagulation est le dernier des 3 temps de l'hémostase.

- **1er temps - le temps vasculaire** : le vaisseau lésé se contracte pour diminuer la taille de la brèche et ralentir la perte de sang.
- **2e temps - le temps plaquettaire** : les plaquettes sanguines s'agrègent les unes aux autres pour former un amas. Cet amas s'appelle le thrombus blanc et il ferme la brèche.
- **3e temps - le temps plasmatique** : c'est la consolidation du thrombus blanc par formation d'un réseau de fibrine qui emprisonne les globules rouges. On parle alors d'un caillot ou du thrombus rouge. C'est la coagulation. La formation de fibrine se fait après une cascade de transformation faisant intervenir les facteurs de la coagulation. Il est important de noter que pour fabriquer quatre facteurs de la coagulation, notre organisme a besoin de vitamine K. Il s'agit des facteurs II, VII, IX et X.

Plus tard ce caillot sera détruit : c'est l'étape de fibrinolyse.

L'activation pathologique de l'hémostase dans le compartiment vasculaire s'appelle **la thrombose**. On distingue deux grands types de thrombose :

- la **thrombose artérielle** : cette thrombose est étroitement liée à l'athérosclérose présente dans une artère. Les plaquettes s'agrègent anormalement sur la plaque d'athérosclérose. Les conséquences cliniques sont les maladies coronariennes et de nombreux accidents vasculaires cérébraux par embolie artérielle;
- la **thrombose veineuse** : cette thrombose est liée à une stase circulatoire (ex. : une immobilisation prolongée, des varices, une tumeur qui comprime une veine…) et/ou une lésion de la paroi veineuse (ex. : un foyer infectieux, un cathéter de perfusion…) et/ou une hyperactivité de la coagulation. Les conséquences cliniques sont la phlébite (appelée également thrombose veineuse profonde) et l'embolie pulmonaire qui résulte de la migration du caillot formé lors de la phlébite.

Semestre 3

Héparines

Il existe deux familles d'héparine : les héparines non fractionnées (HNF) et les héparines de bas poids moléculaires (HBPM).

Aucune héparine ne s'administre par voie orale car l'héparine est détruite dans le tube digestif.

Le tableau 32 présente les caractéristiques des deux familles d'héparine.

Voir **tableau 32**, page 102.

En cas de thrombopénie induite à l'héparine, l'*Organan* (danaparoïde) peut être utilisé comme alternative pour le traitement préventif ou curatif des incidents thromboemboliques. L'*Organan* est injecté :
• en SC pour le traitement préventif ;
• en IV pour le traitement curatif.

Antivitaminiques K (AVK)

La vitamine K est indispensable à la synthèse hépatique de 4 facteurs de la coagulation.

Tous les AVK s'administrent par voie orale et ont un délai d'action bien plus long que celui des héparines.

On distingue **2 familles d'AVK** en fonction de leur demi-vie :
• ceux dont la **demi-vie est courte** (de 5 à 10 heures) : *Pindione* (phénindione) et *Sintrom* (acénocoumarol) ;
• ceux dont la **demi-vie est longue** (de 30 à 40 heures) : *Previscan* (fluindione) et *Coumadine* (warfarine).

La **principale indication** des AVK est en relais de l'héparinothérapie dès lors que l'anticoagulation s'avère prolongée :
• phlébite, embolie pulmonaire ;
• prévention des embolies artérielles (valve mécanique, arythmie complète par fibrillation auriculaire) ;
• prévention des maladies thromboemboliques récidivantes.

Le relais de l'héparine par l'AVK se fait sur plusieurs jours et nécessite pendant cette période d'avoir une coprescription d'héparine et d'AVK. En effet, tant que l'INR (*international normalized ratio*), qui est le marqueur de l'efficacité biologique du traitement par AVK, n'a pas atteint la valeur cible, le traitement par héparine ne doit pas être arrêté.

La **surveillance de l'efficacité** de l'AVK se fait en mesurant l'INR. Étant donné la lenteur pour obtenir une efficacité, le premier contrôle de l'INR ne doit pas être fait avant le 3e jour d'administration de l'AVK. En fonction de la pathologie à traiter, l'INR est compris entre 2 et 4,5. À noter que plus la valeur de l'INR est élevée et plus le patient est anticoagulé.

Les principales **contre-indications** aux AVK sont : la grossesse pendant le 1er trimestre et les dernières semaines, l'AVC, les lésions hémorragiques ou susceptibles de saigner et l'insuffisance rénale sévère. Il est préférable d'éviter les injections de médicaments pour voie IM, intra-artérielle ou intra-articulaire chez un patient traité par AVK car le risque d'hématome est très important.

En cas de surdosage par AVK, le patient se voit administrer de la vitamine K par voie IV et le traitement par AVK doit être temporairement arrêté.

Les principaux **effets secondaires** sont :
- les accidents hémorragiques et particulièrement lorsqu'il y a un surdosage par AVK ;
- les accidents allergiques ;
- les nécroses cutanées.

Il existe de très **nombreuses interactions** avec les AVK :
- les médicaments augmentant l'effet anticoagulant : les antibiotiques à larges spectres (*Augmentin*), l'aspirine (*Aspegic*), les AINS (*Advil*, etc.), les antifongiques azolés (*Triflucan* voie orale, etc.) ;
- les aliments riches en vitamine K qui peuvent diminuer l'efficacité des AVK : les brocolis, le choux, les avocats, etc. ;
- les médicaments diminuant l'efficacité des AVK : les inducteurs enzymatiques comme par exemple *Tégrétol* (carbamazépine), *Di-Hydan* (phénytoïne), *Rifadine* (rifampicine), etc.

L'éducation thérapeutique du patient traité par AVK est essentielle : il doit connaître le nom du médicament qu'il prend, la posologie, la valeur cible de l'INR pour sa maladie, les aliments et les médicaments qui peuvent modifier son INR. L'automédication doit être faite en prenant conseil auprès du médecin et/ou pharmacien.

Dans la **pratique IDE**, il est nécessaire de savoir :
- dépister les signes d'un surdosage (INR trop élevé) et informer le patient que tout saignement spontané, même mineur (gencives, nez, etc.) doit le conduire à alerter le médecin ;
- en cas d'oubli d'une prise, il ne faut pas prendre 2 prises dans la même journée. La prise oubliée peut être prise dans un délai ne dépassant pas les 8 heures par rapport à l'heure de prise habituelle ;
- l'INR doit être fait le plus souvent possible dans le même laboratoire d'analyse biologique.

Semestre 3

Nouveaux anticoagulants

Il existe de «nouveaux» anticoagulants depuis quelques années. Nous pouvons les distinguer en fonction de leur voie d'administration : voie injectable ou voie orale.

Par voie injectable

Il s'agit de l'*Arixtra* (fondaparinux).

Ce médicament est inhibiteur sélectif du facteur Xa.

Ses indications sont le traitement préventif ou curatif de différentes maladies thromboemboliques :

- traitement préventif des évènements thromboemboliques veineux (ETEV) en chirurgie orthopédique, en chirurgie abdominale ou pour les patients alités souffrant d'une affection médicale aiguë dans un cadre non chirurgical type insuffisance cardiaque, trouble respiratoire aigu, etc.;
- traitement curatif des thromboses veineuses profondes (TVP) et des embolies pulmonaires (EP);
- traitement de certains syndromes coronaires aigus (SCA).

La posologie journalière varie en fonction de l'indication thérapeutique et est comprise entre 2,5 mg et 10 mg **en une seule injection quotidienne par voie sous-cutanée**.

Les **effets indésirables** du fondaparinux sont communs à tous les anticoagulants, c'est-à-dire un risque de saignement tels un saignement postopératoire, un saignement digestif, un saignement urinaire, un hématome, etc. L'insuffisance rénale sévère, c'est-à-dire avec une clairance à la créatinine plasmatique <20 mL/min est une contre-indication à son utilisation.

Dans la **pratique IDE**, l'injection de ce médicament se fait selon les mêmes recommandations que les HBPM, à savoir : alterner les sites d'injection et introduire l'aiguille perpendiculairement sur toute sa longueur dans l'épaisseur d'un pli cutané.

Par voie orale

Ces médicaments sont aussi appelés les NACO pour «nouveaux anticoagulants oraux» ou les AOD pour «anticoagulants oraux directs».

Il s'agit de *Pradaxa* (dabigatran), *Xarelto* (rivaroxaban) et *Eliquis* (apixaban).

Leurs caractéristiques sont résumées dans le tableau 33.

Dans la **pratique IDE**, il est nécessaire de savoir que, pour ces 3 anticoagulants :

- il n'y a pas de suivi biologique en routine de leur efficacité (contrairement à l'INR pour les AVK et l'activité antiXa pour les héparines avec une indication de traitement curatif);

- en cas de surdosage, d'hémorragies, d'interventions chirurgicales urgentes ou de doute sur l'observance, il peut être utile de doser spécifiquement la concentration de principe actif dans le sang. Actuellement, il n'existe aucun antidote, à la différence de l'héparine qui est neutralisée par la protamine et des AVK qui sont neutralisés par la vitamine K. La survenue d'un saignement spontané (épistaxis ou autre) doit être signalée en urgence au médecin ;
- *Xarelto* est le seul anticoagulant qui doit être administré avec un repas ;
- il n'y a pas de régime alimentaire spécifique à suivre pour réduire les interactions contrairement aux AVK ;
- en cas d'oubli, le médicament peut être pris immédiatement si cet oubli est de moins de 8 heures pour un médicament prescrit en 1 prise par jour et de moins de 4 heures pour un médicament prescrit en 2 prises par jour. Si ce délai est supérieur, il faut prendre la prise suivante à l'heure prévue sans doubler la dose.
- l'éducation thérapeutique est essentielle pour ces médicaments tout comme avec les AVK.

☞ Voir **tableau 33**, page 103.

Antiagrégants plaquettaires

Ils inhibent le 2e stade de formation du caillot en empêchant les plaquettes de s'agréger les unes aux autres pour former un amas appelé aussi clou plaquettaire ou thrombus blanc.
Les **principales indications** d'un traitement antiagrégant sont :
- traitement adjuvant au cours des syndromes coronariens aigus (infarctus, angor instable) et des interventions sur les artères coronaires (angioplastie avec ou sans pose de stent) ;
- prévention des récidives après un infarctus du myocarde (noté IDM), un accident vasculaire cérébral (noté AVC) ;
- prévention de l'AVC et de l'IDM au cours de l'artériopathie chronique oblitérante des membres inférieurs ;
- prévention des thromboses chez les patients atteints d'un syndrome myéloprolifératif avec hyperplaquettose.

Aspirine (acide acétylsalicylique)

L'aspirine inhibe le thromboxane A_2 qui intervient dans l'agrégation plaquettaire.

Semestre 3

Son effet antiagrégant s'observe à faible dose : de l'ordre de 75 à 325 mg/j en une prise. Les médicaments commercialisés avec cette indication sont le *Kardégic* poudre en sachet par voie orale.

Son action est puissante et son effet persiste 7 à 10 jours après la dernière prise (c'est-à-dire la durée de vie de la plaquette).

Cebutid (flurbiprofène)

Sa particularité est d'avoir un effet antiagrégant réversible. Lorsque le *Cebutid* est arrêté, l'effet antiagrégant s'arrête 24 heures après la dernière prise.

Sa posologie habituelle est de 50 mg, 2 fois/j.

En pratique, il est très peu prescrit. Sa principale utilisation est d'être prescrit à la place de l'aspirine lorsqu'une intervention chirurgicale est programmée. Dans ce cas, l'aspirine est arrêtée 7 à 15 jours avant l'intervention. Elle est alors remplacée par le *Cebutid* et ce dernier est arrêté la veille de l'intervention.

Plavix (clopidogrel)

Le *Plavix* inhibe l'agrégation plaquettaire de manière irréversible. Cet antiagrégant s'administre par voie orale à la dose habituelle de 75 mg/j en une prise journalière. Lors d'un syndrome coronaire aigu, une dose de charge de 300 à 600 mg peut être administrée le 1er jour ; les jours suivants la dose sera de 75 mg/j.

Plavix doit être arrêté au moins une semaine avant une intervention chirurgicale si l'effet antiagrégant plaquettaire n'est temporairement pas souhaitable.

Efient (prasugrel)

Tout comme *Plavix*, *Efient* inhibe de manière irréversible l'agrégation plaquettaire.

Efient doit être initié à une dose de charge unique de 60 mg, puis poursuivi par une dose de 10 mg une fois par jour. Les patients sous *Efient* doivent également prendre de l'acide acétylsalicylique tous les jours (dose de 75 mg à 325 mg).

Brilique (ticagrelor)

Brilique inhibe l'agrégation plaquettaire de façon réversible. Le traitement doit être initié à une dose de charge unique de 180 mg puis poursuivi à la dose de 90 mg deux fois par jour.

Dans la pratique IDE

- Le principal effet indésirable commun à tous les antiagrégants est celui d'avoir des incidents hémorragiques. Ceci est lié leur propriété d'empêcher l'agrégation des plaquettes les unes aux autres.
- Les contre-indications du clopidogrel, prasugrel et ticagrelor sont communes à savoir tout saignement pathologique en cours (comme par exemple un ulcère gastroduodénal, une hémorragie intracrânienne, etc.) et l'insuffisance hépatique sévère.
- Dans de nombreuses situations cliniques telles l'infarctus, la pose de stent, etc., le recours à une bithérapie d'antiagrégants plaquettaire à base d'aspirine est recommandé.
- En cas de chirurgie programmée, l'analyse du rapport bénéfice/risque du traitement antiagrégant en cours est à évaluer par l'équipe médicochirurgicale pour décider de maintenir ou suspendre temporairement le traitement.

Tableau 32. Caractéristiques des deux familles d'héparine.

	Héparines non fractionnées (HNF)	Héparines de bas poids moléculaires (HBPM)
Nom de médicament	– *Héparine sodique* : héparinate de sodium – *Calciparine* : héparinate de calcium – Etc.	– *Lovenox* : énoxaparine sodique – *Innohep* : tinzaparine sodique – *Fragmine* : daltéparine sodique – Etc.
Mécanisme d'action	Neutralise les facteurs IIa (thrombine) et Xa	Neutralise surtout le facteur Xa
Posologie	– *Héparine sodique* – Posologie : 400–600 UI/kg/24 h – *Calciparine* – Posologie : 500 UI/kg/24 h	Elle dépend de l'indication (traitement curatif d'une thrombose ou traitement préventif) et de l'HBPM elle-même Ex. : *Lovenox* et traitement curatif 100 UI/kg/12 heures avec 2 injections/j Ex. : *Lovenox* et traitement préventif 1 injection de 4 000 UI/j pour un risque thrombotique élevé 1 injection de 2 000 UI/j pour un risque thrombotique faible
Délai et durée d'action	Action immédiate et d'une durée d'environ 4–5 h	Action rapide en 1–2 h après injection et pendant 12 h environ

(Suite)

Semestre 3

Tableau 32. Suite.

Principales indications	Traitement curatif : – thrombose veineuse profonde – embolie pulmonaire – infarctus du myocarde et angor instable à la phase aiguë – embolie artérielle extracérébrale Traitement préventif : – accident thromboembolique artériel (*Héparine sodique*) et veineux (*Calciparine*) – dans le circuit de circulation extracorporelle et d'épuration extrarénale	Traitement curatif : – thrombose veineuse profonde – embolie pulmonaire – infarctus du myocarde et angor instable à la phase aiguë – embolie artérielle extracérébrale Traitement préventif : – accident thromboembolique veineux
Contre-indications	– Antécédent de thrombopénie et/ou allergie induite à l'héparine – Toute situation hémorragique – La période postopératoire après une chirurgie du cerveau ou de la moelle épinière	– Celles des HNF – L'insuffisance rénale : clairance à la créatinine plasmatique <30 mL/min
Pratique IDE - surveillance du traitement	*Héparine sodique :* – perfusion continue intraveineuse avec un pousse-seringue électrique – dilution de l'héparine dans du glucose 5 % ou du chlorure de sodium 0,9 % *Calciparine :* – 2 à 3 injections SC par jour, de préférence au niveau de la ceinture abdominale et en alternant le côté de l'injection (gauche ou droit) – l'aiguille doit être introduite perpendiculairement et non tangentiellement, dans l'épaisseur d'un pli cutané réalisé entre le pouce et l'index de l'opérateur	– De nombreuses HBPM sont commercialisées sous la forme seringue prête à l'emploi – Toutes les HBPM s'injectent en sous-cutanée de préférence au niveau de la ceinture abdominale et en alternant le côté de l'injection (gauche ou droit) – L'aiguille doit être introduite perpendiculairement et non tangentiellement, dans l'épaisseur d'un pli cutané réalisé entre le pouce et l'index de l'opérateur
	– Il faut dépister les effets indésirables : hématome, saignement spontané (nez, gencive, urine colorée, etc.) – Il faut surveiller le nombre de plaquettes dans le sang pour détecter toute thrombopénie, c'est-à-dire toute chute brutale du nombre de plaquettes. Cette surveillance se fait 2 fois/semaine – Lorsque l'indication de l'HBPM et de l'HNF est à visée curative, il faut suivre l'héparinémie circulante. Le prélèvement sanguin doit être fait 4 à 5 h après l'injection – Il faut surveiller l'état du point de ponction	
Actions lors d'un surdosage	– Diminuer ou arrêter l'héparine – Et/ou injecter par voie intraveineuse l'antidote de l'héparine : la protamine	

Tableau 33. Nouveaux anticoagulants.

	Pradaxa (dabigatran)	*Xarelto* (rivaroxaban)	*Eliquis* (apixaban)
Mécanisme d'action	Inhibiteur du facteur IIa	Inhibiteur du facteur Xa	Inhibiteur du facteur Xa
Nombre de prise par jour	1 à 2 prises par jour en fonction des indications	1 prise/j	2 prises/j
Indications	– Traitement préventif des évènements thromboemboliques veineux en chirurgie orthopédique (hanche ou genou) – Traitement préventif des accidents vasculaires cérébraux (AVC) et des embolies systémiques chez les patients ayants de la fibrillation auriculaire (FA) – Traitement curatif des thromboses veineuses profondes (TVP) et des embolies pulmonaires (EP) et prévention des récidives sous forme de TVP et d'EP		
Effets indésirables communs	– Risque d'incidents hémorragiques : saignement postopératoire ou digestif ou urinaire ou hématome		

11. Anti-inflammatoires non stéroïdiens et stéroïdiens

Rappel sur l'inflammation

L'inflammation est un processus qui permet la protection et/ou réparation d'un tissu agressé.

Les 4 principaux signes de l'inflammation sont :
- vasodilatation et rougeur ;
- sensation de chaleur ;
- sensation de douleur ;
- œdème.

La production par notre organisme de certaines prostaglandines permet le processus inflammatoire.

Anti-inflammatoires non stéroïdiens (AINS)

Propriétés pharmacologiques des AINS

Les AINS ont 3 actions pharmacologiques :
- **anti-inflammatoire** : traitement de l'inflammation ;
- **antalgique** : traitement de la douleur ;
- **antipyrétique** : traitement de la fièvre.

Mécanisme d'action des AINS

Les AINS agissent en bloquant l'action des cyclo-oxygénases 1 et 2, appelées aussi cox 1 et cox 2.

Ces enzymes cox 1 et cox 2 ont pour rôle de transformer l'acide arachidonique présent au niveau de chaque cellule de l'organisme en prostaglandines.

Les prostaglandines obtenues après action de la cox 1 ont des actions protectrices sur l'organisme en permettant entre autres la protection de la muqueuse gastrique.

Les prostaglandines obtenues après action de la cox 2 sont des prostaglandines impliquées dans l'inflammation.

Par conséquent, les actions pharmacologiques des AINS sont dues au blocage de la cox 2. Et une partie des effets indésirables des AINS, dont les troubles digestifs, s'explique par le blocage de la cox 1.

Les effets indésirables sont moins importants pour les AINS appartenant au groupe des coxibs car ils inhibent surtout la cox 2. Il s'agit de trois médicaments : *Celebrex* gélule à 100 et 200 mg (célécoxib), *Dynastat* injectable à 40 mg (parécoxib) et *Arcoxia* comprimé à 30 et 60 mg (étoricoxib).

Indications des AINS

Les AINS forment une classe thérapeutique hétérogène car ils n'ont pas tous les mêmes indications thérapeutiques.

Parmi les indications thérapeutiques existant dans la famille des AINS, citons :

- en **rhumatologie/traumatologie** : le traitement symptomatique des rhumatismes inflammatoires chroniques, de la spondylarthrite ankylosante, de la polyarthrite rhumatoïde, de lombalgies, etc. ;
- en **ORL/stomat**ologie : le traitement symptomatique de la douleur au cours des manifestations inflammatoires ORL et stomatologiques ;
- en **gynécologie** : le traitement des menstruations douloureuses ;
- **autres** : le traitement des douleurs aiguës postopératoires, des coliques néphrétiques, etc.

La prescription des AINS est de courte durée, c'est-à-dire moins de 7 jours, sauf en rhumatologie où ils sont parfois utilisés pour le traitement de maladie inflammatoire chronique.

Cette variabilité des indications thérapeutiques s'explique par leur différence de rapport bénéfice/risque. Cette différence explique aussi que certains AINS sont inscrits sur la liste I ou la liste II des substances vénéneuses et que d'autres ne sont inscrits sur aucune de ces deux listes car exonérés des substances vénéneuses.

- **AINS inscrits sur la liste I** : il s'agit des AINS dont les risques sont les plus importants, souvent avec une demi-vie longue, et dont les indications sont les plus limitées. Il s'agit de trois groupes d'AINS : les pyrazolés (avec la phénylbutazone), les indolés (avec l'indométacine) et les oxicams (avec le piroxicam). Le tableau 34 présente les principaux représentants de ces trois groupes.

☞ Voir **tableau 34**, page 111.

- **AINS inscrits sur la liste II** : il s'agit des AINS dont les risques sont acceptables lorsqu'on a besoin d'un anti-inflammatoire. Il s'agit de deux groupes d'AINS : les arylcarboxyliques et les fénamates. Le tableau 35 en indique les principaux représentants.

☞ Voir **tableau 35**, page 112.

Semestre 3

- **AINS inscrit sur aucune liste (hors liste)** : il s'agit de certaines spécialités pharmaceutiques qui contiennent des AINS à de faibles doses. Ces spécialités semblent présenter un risque suffisamment limité et contrôlable pour pouvoir être utilisées sans prescription médicale : c'est donc de l'automédication. Les doses d'AINS de ces spécialités correspondent à des doses antalgiques, c'est-à-dire inférieures aux doses anti-inflammatoires. C'est le cas des salicylés, de l'ibuprofène, du kétoprofène :
  - **l'aspirine et les salicylés** : à la dose journalière de 2 000 mg, l'aspirine a des effets antalgique et antipyrétique. À la posologie de 3 000 à 6 000 mg/j, l'aspirine devient anti-inflammatoire. Les spécialités sont *Aspirine UPSA* comprimé à 1 000 mg, *Claragine* comprimé à 500 mg, etc. ;
  - **l'ibuprofène** : à une dose journalière inférieure à 1 200 mg, l'ibuprofène à des effets antalgiques et antipyrétiques. Au-delà de 1 200 mg/j l'effet anti-inflammatoire s'ajoute. Les spécialités contenant de l'ibuprofène à visée antalgique et antipyrétique sont dosées à 200 mg (*Advil* comprimé 200 mg) alors que celles à visée anti-inflammatoire sont dosées à 400 mg (*Advil* comprimé 400 mg) ;
  - **le kétoprofène** : à une dose journalière inférieure à 150 mg, le kétoprofène a des actions antalgique et antipyrétique (ex. : *Toprec* comprimé à 25 mg). Au-delà de 150 mg/j l'action anti-inflammatoire s'ajoute.

Effets indésirables et contre-indications des AINS

Les effets indésirables liés aux AINS sont :
- **toxicité digestive** : cet effet indésirable est le plus fréquent. Il se traduit par des **gastralgies**, des nausées, des **ulcères gastroduodénaux** qui peuvent se compliquer d'hémorragie digestive. Pour réduire la sévérité de ces complications digestives, il peut être nécessaire de prescrire un médicament réduisant l'acidité gastrique (comme par exemple un médicament inhibiteur de la pompe à protons : *Mopral* - oméprazole comprimé 20 mg/j). Cette toxicité est moindre avec les coxibs de par leur mécanisme d'action plus spécifique ;
- **toxicité rénale : insuffisance rénale aiguë**, hypertension artérielle par rétention hydrosodée dans le compartiment vasculaire ;
- **toxicité allergique** : prurit, éruptions cutanées (dont certaines potentiellement mortelles comme le syndrome de Lyell), œdème de Quincke, crise d'asthme, voire un choc anaphylactique ;
- **toxicité hépatique** : élévation des transaminases (ASAT et ALAT), et plus exceptionnellement survenue d'hépatites ;

- **toxicité gynéco-obstétricale** : les AINS exposent le fœtus à une fermeture du canal artériel et une insuffisance rénale au cours du 3e trimestre de la grossesse. Ils sont donc contre-indiqués à ce moment ;
- toxicité neuropsychique : céphalées, vertiges, acouphènes, etc.

Les **contre-indications** aux AINS sont :
- l'ulcère gastroduodénal évolutif ;
- l'insuffisance rénale ou hépatique ;
- la grossesse : lors du 1er et du 3e trimestre ;
- l'allergie observée après une précédente prise d'AINS ;
- un antécédent de bronchoconstriction provoquée par les AINS ;
- un antécédent d'asthme observé avec l'aspirine ;
- les maladies inflammatoires de l'intestin comme la maladie de Crohn et la rectocolite hémorragique ;
- les enfants de moins de 15 ans sauf pour certains AINS (voir les indications AMM).

Interactions médicamenteuses avec les AINS

Les interactions sont nombreuses et les principales sont :
- la **prise de 2 AINS**, à éviter car elle augmente le risque des effets indésirables ;
- association **AINS et antiagrégant plaquettaire** : elle augmente le risque de saignement ; les AINS possédant une activité antiagrégante ;
- **AINS et AVK** : augmentation du risque hémorragique car l'AINS se fixe préférentiellement à l'albumine plasmatique et provoque une augmentation de la forme libre et donc active de l'AVK. Dans le cas de cette association il est nécessaire de faire un INR pour suivre l'activité de l'AVK et au besoin revoir la posologie de l'AVK ;
- **AINS et méthotrexate** : l'AINS entre en compétition avec le méthotrexate pour se lier sur l'albumine plasmatique. Son affinité à l'albumine étant plus grande, il augmente la forme libre de méthotrexate et augmente donc le risque de toxicité hématologique dû au méthotrexate (*Novatrex, Méthotrexate*). Cette interaction est à connaître car le méthotrexate peut être prescrit dans le traitement de la polyarthrite rhumatoïde ;
- **AINS et lithium** : risque de surdosage en lithium. Le lithium (*Théralite*) est indiqué dans le traitement préventif des rechutes des troubles bipolaires ;
- **Phénylbutazone** (*Butazolidine*) **et sulfamide hypoglycémiant** (**glimépiride** *Amarel*, **glibenclamide** *Daonil*) : risque d'hypoglycémie car l'AINS a une plus grande affinité à l'albumine plasmatique

Semestre 3

que le sulfamide hypoglycémiant. Il augmente donc la forme libre du sulfamide hypoglycémiant.

Pratique infirmière et conseils au patient traité par AINS

L'IDE doit évaluer l'efficacité du traitement par AINS. Ceci se fait en suivant l'évolution de l'échelle visuelle analogique (EVA) qui évalue la douleur, en évaluant la chaleur, et en évaluant la mobilité du membre ou de l'articulation douloureuse.

Il faut garder à l'esprit que le traitement par AINS :
- doit être pour une courte durée sauf pour certaines indications rhumatologiques;
- est associé à de nombreux indésirables dont surtout un risque hémorragique digestif;
- peut provoquer de nombreuses interactions médicamenteuses, notamment avec les AVK;
- est contre-indiqué au 1er et au 3e trimestre de la grossesse et lors de l'allaitement.

Anti-inflammatoires stéroïdiens (AIS)

Les AIS sont aussi appelés les corticoïdes ou les glucocorticoïdes.

Propriétés pharmacologiques des AIS

Les AIS ont 3 actions pharmacologiques :
- **anti-inflammatoire**;
- **immunosuppressive**;
- **antiallergique**.

Indications des AIS

Les indications sont nombreuses et varient en fonction des principes actifs et de la voie d'administration.

Parmi les principales indications citons :
- le traitement de **maladies auto-immunes** : sclérose en plaque, lupus érythémateux, polyarthrite rhumatoïde, psoriasis, etc.;
- le traitement d'une **inflammation** : laryngite aiguë, otite séreuse, œdème cérébral, uvéite, etc.;
- le traitement d'**affection pulmonaire** : traitement de crise et de fond de l'asthme, fibrose pulmonaire interstitielle, sarcoïdose, etc.;
- le traitement de la **greffe d'organe** : en prophylaxie ou traitement du rejet de greffe en complément des autres traitements antirejets, etc.;

- le traitement des **réactions allergiques** : état allergique sévère, choc anaphylactique, œdème de Quincke sévère en complément des antihistaminiques, etc.

Les principaux médicaments de cette famille sont :

- **disponibles par voie orale ou injectable :**
  - hydrocortisone : *Hydrocortisone* en comprimé et en injectable IV,
  - prednisone : *Cortancyl* en comprimé,
  - prednisolone : *Solupred* en comprimé effervescent et en solution buvable,
  - méthylprednisolone : *Médrol* en comprimé ; *Solumédrol* en injectable IV ou IM ; *Dépo-Médrol* en injectable IM strictement,
  - dexaméthasone : *Dectancyl* en comprimé et en injectable IV ou IM,
  - bétaméthasone : *Célestène* en comprimé, en goutte buvable et en injectable IV ou IM ; *Betnesol* en injectable pour infiltration intra-articulaire ; *Diprostène* en injectable IM ;
- **disponibles par voie inhalée :**
  - béclométasone : *Bécotide*,
  - budésonide : *Pulmicort*,
  - fluticasone : *Flixotide* ;
- **disponibles par voie cutanée :**
  - bétaméthasone : *Betnéval* et *Diprosone* en crème, pommade et lotion,
  - hydrocortisone : *Efficort* en crème et *Locoïd* en crème, pommade et lotion.

Effets indésirables et contre-indications des AIS

Les effets indésirables sont nombreux ce qui justifie un traitement de la plus courte durée possible.

Notons comme principaux effets indésirables :

- **effets métaboliques : rétention hydrosodée** pouvant provoquer ou aggraver une HTA, **hyperglycémie** pouvant déséquilibrer un diabète équilibré, **hypokaliémie**, augmentation du **catabolisme protéique** pouvant provoquer une faiblesse musculaire, de l'ostéoporose, etc. ;
- **effets endocriniens** : effet orexigène, syndrome de Cushing, freinage de l'activité des glandes surrénales ;
- **effets digestifs : ulcère gastroduodénal**, gastralgie, etc. ;
- **effets neuropsychiques : insomnie, agitation** et euphorie ;
- **effets ophtalmologiques** : cataracte et glaucome ;
- **risque infectieux accru** : tuberculose, mycose, etc. ;
- **modification de la voix avec les AIS administrés par voie inhalée.**

Les principales contre-indications sont :

- les infections non contrôlées ;
- les ulcères gastroduodénaux en évolution ;

• les antécédents de troubles psychiques induits par corticoïdes, etc.
En pratique, il n'existe aucune contre-indication pour une corticothérapie de très courte durée ou dont l'indication est vitale.

Interactions médicamenteuses avec les AIS

L'association «AIS et médicament pouvant entraîner des torsades de pointe» est déconseillée car elle risque d'induire un trouble cardiaque caractérisé à l'électrocardiogramme (ECG) par des torsades de pointe. Les médicaments pouvant entraîner les torsades de pointe sont les diurétiques hypokaliémiants (ex. : furosémide *Lasilix*), l'amphotéricine B (*Fungizone*), etc.
Il faut éviter d'associer un AIS à un AINS, à un anticoagulant, etc.

Pratique infirmière et conseils au patient traité par AINS

• L'IDE doit évaluer l'efficacité du traitement et détecter la survenue des effets indésirables.
• Parmi les paramètres à suivre : le poids, la tension artérielle, la présence d'œdème, l'état cutanée, l'état musculaire et la température corporelle.
• L'IDE doit rappeler au patient l'importance de prendre son traitement de manière quotidienne quand l'AIS est prescrit dans le cadre d'une maladie chronique. Elle doit aussi rappeler l'importance du respect de la décroissance de dose quand le traitement est arrêté. Cette décroissance des doses par palier permet une reprise progressive de l'activité des glandes surrénales.

Tableau 34. AINS inscrits sur la liste I.

Dénomination commune internationale	Nom de spécialité	Présentation	Posologie/j	Indications de l'AMM
Phénylbutazone	*Butazolidine*	Cp 100 mg Supp. 250 mg	100 à 300 mg (dose d'attaque du 1er jour de 600 mg/j)	Traitement symptomatique de courte durée (moins de 7 jours) de poussées aiguës de : – rhumatismes non articulaires (épaule douloureuse aiguë, tendinite, etc.) – arthrites microcristallines (notamment goutte) – radiculalgies sévères (inflammation d'un nerf rattaché à la moelle épinière) Traitement symptomatique au long cours de certains rhumatismes inflammatoires chroniques, dont la spondylarthrite ankylosante, le rhumatisme psoriasique
Indométacine	*Indocid*	Gélule 25 mg Supp. 50 et 100 mg	50 à 150 mg (dose d'attaque le 1er jour de 200 mg/j)	Traitement symptomatique de courte durée des poussées aiguës de : – rhumatismes non articulaires (épaule douloureuse, tendinite, etc.) – arthrites microcristallines – radiculalgies sévères – arthroses – Traitement symptomatique au long cours : – des rhumatismes inflammatoires chroniques dont la polyarthrite rhumatoïde, la spondylarthrite ankylosante – de certaines arthroses invalidantes/douloureuses
Piroxicam	*Feldène*	Gélule 10 mg Cp sécable 20 mg Supp. 20 mg Ampoule inj. pour IM 20 mg	10 à 20 mg (dose d'attaque le 1er jour : 30 à 40 mg/j)	Traitement symptomatique de courte durée de la polyarthrite rhumatoïde ou de la spondylarthrite ankylosante En raison de son profil de toxicité, le piroxicam ne doit pas être utilisé en traitement de première intention lorsqu'un traitement par AINS est indiqué

Tableau 35. AINS inscrits sur la liste II.

Dénomination commune internationale	Nom de spécialité	Présentation	Posologie/j	Indications de l'AMM
Diclofénac (groupe arylcarboxylique)	*Voltarène*	Cp 25 et 50 mg Cp à libération prolongée 75 et 100 mg Supp. 25 et 100 mg Ampoule inj. en IM à 75 mg	75 à 100 mg	**Par voie orale :** *traitement symptomatique au long cours :* – des rhumatismes inflammatoires chroniques, dont la polyarthrite rhumatoïde, la spondylarthrite ankylosante – de certaines arthroses douloureuses et invalidantes *traitement symptomatique de courte durée des poussées aiguës :* – de rhumatismes non articulaires (épaules douloureuses aiguës, tendinites, bursites) – d'arthrites microcristallines – d'arthroses – de lombalgies, radiculalgies sévères traitement des dysménorrhées (uniquement les comprimés) **Par voie rectale :** traitement chez l'enfant de plus de 16 kg (environ 4 ans), des rhumatismes inflammatoires **Par voie injectable IM :** *traitement symptomatique de courte durée des :* – rhumatismes inflammatoires en poussée – lombalgies aiguës – radiculalgies – crises de coliques néphrétiques

(Suite)

Tableau 35. Suite.

Ibuprofène (groupe arylcarboxylique)	Advil	Cp 400 mg	1 200 à 1 600 mg/j (dose d'attaque le 1er jour de 2 400 mg)	Traitement symptomatique des douleurs dans l'arthrose, des affections douloureuses d'intensité légère à modérée et/ou des états fébriles
Acide niflumique (groupe des fénamates)	Nifluril	Gélule 250 mg Supp. enfant à 400 mg Supp. adulte à 700 mg	750 à 1 500 mg/j	**Suppositoire enfant à 400 mg :** – traitement symptomatique au long cours de la polyarthrite rhumatoïde juvénile – traitement symptomatique de la douleur au cours des manifestations inflammatoires dans les domaines ORL et stomatologiques Il s'agit d'une thérapeutique d'appoint d'affections non rhumatologiques **Suppositoire adulte à 700 mg et gélule à 250 mg :** *traitement symptomatique au long cours :* – des rhumatismes inflammatoires chroniques, dont la polyarthrite rhumatoïde – de certaines arthroses douloureuses et invalidantes *traitement symptomatique de courte durée des poussées aiguës :* – d'arthroses – des rhumatismes abarticulaires tels que tendinites, bursites, etc. traitement symptomatique de la douleur au cours des manifestations inflammatoires dans les domaines ORL et stomatologiques

Semestre 3

12. Antalgiques centraux

Objectifs et stratégies du traitement

La douleur est classée en trois groupes selon le mécanisme impliqué :
• douleur par excès de nociception (stimulation des nocicepteurs);
• douleur neurogène (lésions des nerfs périphériques ou centraux);
• douleur psychogène (terrain psychiatrique).

Dans tous les cas, une prise en charge globalisée incluant à la fois la maladie ou le traumatisme, et le patient (psychologie, capacités fonctionnelles, etc.) est nécessaire.

L'objectif du traitement est de **soulager les douleurs** qu'elles soient liées à un traumatisme, une opération, une pathologie en phase terminale ou à une psychose. Cet objectif est atteint **en augmentant le seuil du déclenchement de la douleur au moyen de traitements symptomatiques**.

La prise en charge doit être rapide et graduelle pour éviter la chronicité de la douleur et les effets d'accoutumances des antalgiques opioïdes. L'association de plusieurs antalgiques est très souvent envisagée.

La stratégie repose sur l'**association d'antalgiques de différents paliers ou coanalgésie** selon le type et l'intensité de la douleur.

Rappel sur la classification des antalgiques

Les antalgiques sont classés en trois paliers (I, II, III) en fonction de l'intensité de la douleur à traiter. Parallèlement, il existe une échelle de la douleur (EVA) subjective allant de 0 à 10 permettant au patient lorsqu'il le peut, d'indiquer lui-même l'intensité de sa douleur.
• **Palier I** : douleurs faibles à modérées → antalgiques à action périphérique : paracétamol, AINS, aspirine.
• **Palier II** : douleurs modérées → antalgiques centraux légers en association ou non aux antalgiques de palier I.
• **Palier III** : douleurs sévères → antalgiques centraux puissants associés ou non à des psychotropes (anxiolytiques, antidépresseurs).

La morphine est souvent utilisée comme analgésique de référence pour comparer l'effet analgésiant des différents antalgiques.

Catégories des antalgiques centraux

Les antalgiques centraux sont classés en deux catégories : les non opioïdes et les opioïdes. Les antalgiques opioïdes agissent sur les récepteurs de la nociception contrairement aux non opioïdes. Parmi les opioïdes, certains sont dits opioïdes légers et d'autres sont dits opioïdes puissants.
- Les **antalgiques centraux non opioïdes** : le néfopam.
- Les **antalgiques centraux opioïdes** :
  - opioïdes légers : tramadol, codéine ;
  - opioïdes puissants : buprénorphine, fentanyl, hydromorphone, morphine, nalbuphine, oxycodone, péthidine.

Non opioïdes - Le néfopam

Le néfopam est indiqué dans le **traitement symptomatique de la douleur**. La voie par injection (IV ou IM) est la seule voie disponible. Le nom de commercialisation est *Acupan* et il est présenté sous forme d'ampoule de 2 ml à 20 mg.
- **Mécanisme d'action** : inhibition de la recapture de la sérotonine, de la noradrénaline et de la dopamine. Ces amines biogènes participent au processus de bien-être.
- **Posologie** : 20 mg toutes les 4 à 6 heures si besoin.
- **Interactions majeures** : atropine, antiparkinsoniens anticholinergiques, antidépresseurs tricycliques, du fait de la propriété anticholinergique du néfopam.
- **Contre-indications** : troubles convulsifs, épilepsie et enfants de moins de 15 ans.
- **À surveiller** : sécheresse buccale, palpitations, sueurs et autres signes atropiniques (tachycardie, convulsions, confusion mentale).

Opioïdes légers - Codéine et tramadol

Les opioïdes légers ont une faible affinité pour les récepteurs μ. La codéine est souvent présentée en association avec des antalgiques à action périphérique (tel le paracétamol). Les dosages de codéine n'excèdent pas 50 mg dans ces associations. Le tramadol est présenté sous forme de gélules (libération prolongée ou pas), de solution buvable ou injectable. Codéine et tramadol sont indiqués dans le **traitement des douleurs ne répondant pas aux antalgiques périphériques et traitement des douleurs de palier II respectivement**.
- **Mécanisme d'action** : fixation sur les récepteurs μ et inhibition de la recapture des amines biogènes en plus pour le tramadol. L'activation des récepteurs μ induit une augmentation du seuil de perception de la douleur.

Semestre 3

- **Posologie :**
  - codéine : 3 à 6 cp/j espacés de 4 heures ;
  - tramadol : 1 à 2 cp/ j espacés de 4 à 6 heures (dose max. : 400 mg/j).
- **Interactions majeures :** autres morphiniques par risque de dépression du système nerveux central (SNC), alcool, IMAO.
- **Contre-indications :** insuffisance respiratoire du fait de la dépression respiratoire possible de la codéine, insuffisance hépatique sévère.
- **À surveiller :** troubles gastro-intestinaux avec constipation et nausées. Somnolence. Risque de toxicomanie par dépendance. Diminution du seuil épileptogène (tramadol).

Opioïdes puissants

Les opioïdes puissants regroupent plusieurs familles pharmacologiques différentes. Leur puissance est supérieure à la morphine. Les spécialités sont disponibles sous différentes formes. On distingue les agonistes morphiniques purs et les agonistes-antagonistes. L'indication de cette classe d'opioïdes est le **traitement de la douleur intense et/ou rebelle**.

Agonistes morphiniques purs

- **Mécanisme d'action :** agoniste des récepteurs μ augmentant le seuil de perception de la douleur.
- **Posologie :** voir **tableau 36**, page 119.
- **Interactions majeures :** IMAO et naltrexone sont contre-indiqués ; l'alcool renforce l'effet sédatif.
- **Contre-indications :** insuffisance respiratoire sévère, insuffisance hépatique sévère, grossesse.
- **À surveiller :** constipation et nausées, sédation importante, dépression respiratoire. La constipation et les nausées peuvent être anticipées par association avec un laxatif et un antiémétique. Toxicomanie : risque de dépendance.

Agonistes antagonistes : buprénorphine et nalbuphine

- **Mécanisme d'action :** agoniste-antagonistes des récepteurs μ.
- **Posologie :** voir **tableau 36**, page 119.
- **Interactions majeures :** ils sont contre-indiqués avec les autres morphiniques par risque d'apparition de syndrome de sevrage du fait de leur propriété antagoniste.
- **Contre-indications :** insuffisance respiratoire sévère, insuffisance hépatique sévère, grossesse.
- **À surveiller :** constipation et nausées, sédation importante, dépression respiratoire. La constipation et les nausées peuvent être anticipées par

association avec un laxatif et un antiémétique. Toxicomanie : risque de dépendance.

Psychotropes de la douleur

Certains psychotropes sont efficaces contre les douleurs neurogènes. Ces psychotropes sont retrouvés dans deux grandes classes : les antidépresseurs et les antiépileptiques. Les spécialités sont disponibles sous différentes formes. L'indication de cette classe est le traitement des douleurs neuropathiques.

Antidépresseurs imipraminiques

- **Mécanisme d'action** : inhibiteurs non sélectif de la recapture de la sérotonine et de la noradrénaline par blocage des récepteurs pré synaptiques.
- **Posologie :**
  - amitriptyline (*Laroxyl*) : 12,5–25 mg/j la première semaine puis augmentation progressive de la dose par palier de 12,5–25 mg/semaine. Dose max. : 150 mg/j (adulte), disponible en comprimés, solution buvable ou injectable ;
  - clomipramine (*Anafranil*), imipramine (*Tofranil*) : 10–25 mg/j la première semaine puis augmentation progressive de la dose par palier de 10–25 mg/semaine. Dose max. : 150 mg/j (75 mg/j pour la forme injectable) et 300 mg/j pour l'imipramine ;
  - duloxétine (*Cymbalta*) : 60 mg/j avec une dose max de 120 mg/j.
- **Interactions majeures** : alcools et autres substances sédatives. IMAO, sympathomimétiques, anticholinergiques.
- **Contre-indications** : glaucome par fermeture de l'angle, infarctus du myocarde, rétention urinaire (adénome prostatique). Duloxétine : association aux IMAO, insuffisance hépatique et rénale sévère, maladies hépatiques critiques.
- **À surveiller** : levée d'inhibition (risque de passage à l'acte). Fonction cardiaque (tachycardie), convulsions, humeur, anxiété, sommeil, appétit. Prendre en charge les symptômes anticholinergiques (sécheresse buccale, constipation, rétention urinaire, hypotension orthostatique). L'action antalgique n'est pas immédiate et se met en place progressivement sur un délai de quelques jours (7 j).

Antiépileptiques : gabapentine et prégabaline

- **Mécanisme d'action :** antidépresseurs de structure proche de l'acide gamma-aminobutyrique (GABA) mais n'ayant pas de mécanismes d'action clairement identifiés.

Semestre 3

- **Posologie :**
  - gabapentine (*Neurontin*) : schéma de titration initiale de 300 mg à 900 mg/j sur trois jours répartis en prises égales de 300 mg. Augmentation de la dose par palier tous les 3 jours. Dose max. : 3 600 mg/j ;
  - prégabaline (*Lyrica*) : instauration du traitement à 150 mg/j en 2 ou 3 prises. Augmentation par palier de 7 jours. Dose max. : 600 mg/ j.
- **Interactions majeures :** association avec la morphine ; peut entraîner une dépression du système nerveux central (SNC).
- **Contre-indications :** syndrome de malabsorption des sucres (glucoses et galactoses), déficit en lactase (prégabaline).
- **À surveiller :** dépression du SNC notamment lorsqu'il y a association avec la morphine, sensations vertigineuses, sédation importante, troubles psychiques, prise de poids. Adaptation posologique chez les patients insuffisants rénaux.

Tableau 36. Récapitulatif des opioïdes puissants.

DCI Princeps		Forme	Posologie (adultes)	Délai/durée d'action	Équivalence antalgique (mg de morphine *per os*)
Buprénorphine *Temgésic*		Injectable (IM, IV, SC)	0,3-0,6 mg/6-8 h	15-25 min/6-8 h	0,3 mg IM = 10 mg
		Sublinguale		15-40 min/6-8 h	–
Fentanyl	*Actiq*	Applicateur buccal	200 µg puis titration*	15 min/1-2 h	–
	Durogesic	Dispositif transdermique	25 µg/h sur 3 jours	12 h/72 h	45-134 mg/24 h
Hydromorphone *Sophidone*		Gélule	1 prise/12 h	2 h/12 h	4 mg = 30 mg
Morphine (orale)	*Actiskenan*	Gélule	1 prise/4 h	30 min/4 h	–
	Sevredol	Cp			
	Morphine Cooper	Ampoule buvable			
	Moscontin LP	Gélule	1 prise/12 h	2 h/12 h	
	Kapanol LP	Gélule		2 h/24 h	
Morphine injectable		IV	1-3 mg/4 à 6 h	2-5 min/2-3 h	10 mg = 30 mg
		SC	5-10 mg/4 à 6 h	15-20 min/3-5 h	15 mg = 30 mg
Nalbuphine *Nubain, Nalbuphine*		Ampoule (inj. IM, IV, SC)	10 à 20 mg/4-6 h Dose max. : 160 mg/j	2-5 min (IV), 15-30 min (IM, SC)/3-6 h	10 mg = 10 mg
Oxycodone	*OxyContin LP*	Gélule	1 prise/12 h	2 h/12 h	10 mg = 20 mg
	OxyNorm		1 prise/4 à 6 h	30 min/4-6 h	
Pethidine *Renaudin*		Inj. (IM, IV)	100 mg/4 h	30-60 min/3-4 h	100 mg = 30 mg

* Titration : recherche de la dose efficace par évaluation de la douleur.

Semestre 3

13. Anesthésiques

Anesthésiques généraux

Définition

L'anesthésie générale se définit comme «la perte réversible de la conscience et de toute sensation, volontairement provoquée dans un but thérapeutique et dans laquelle les réflexes sont diminués ou abolis».

L'anesthésie générale peut s'obtenir avec des médicaments administrés par voie inhalée ou IV.

Elle se décompose en 4 phases : la prémédication, l'induction, le maintien et le réveil anesthésique.

Anesthésiques généraux inhalés

L'isoflurane est l'anesthésique inhalé le plus utilisé. C'est un dérivé halogéné commercialisé sous le nom de *Forène*.

Il est utilisé pour l'induction et l'entretien anesthésique. Il permet un réveil rapide.

Sa **pharmacocinétique** se caractérise par :
- une absorption alvéolaire ;
- une distribution dans le sang, le cerveau et les graisses ;
- une très faible métabolisation hépatique de l'ordre de 0,5 % et qui ne conduit pas à la formation de métabolite toxique ;
- une élimination pulmonaire à 95 %.

Ses **principaux avantages** sont :
- une bonne tolérance cardiaque : il n'entraîne qu'une très faible modification de l'activité cardiaque et provoque peu d'arythmie ;
- une bonne tolérance hépatique ;
- une bonne myorelaxation.

Ses **contre-indications** sont :
- une hypersensibilité connue à l'isoflurane ou à un autre anesthésique halogéné ;
- une hyperthermie maligne.

La **principale interaction médicamenteuse** à connaître est avec le *Marsilid* – iproniazide qui est un antidépresseur appartenant à la famille des IMAO non sélectif (type A et type B). Pour éviter cette interaction, le *Marsilid* doit être arrêté au moins 15 jours avant l'anesthésie et remplacé par un autre antidépresseur.

Anesthésiques généraux injectés

Ils sont plus faciles à utiliser que les anesthésiques inhalés car il y a moins de risque de contamination du personnel soignant.

Ils permettent un endormissement rapide. Le principal inconvénient est un réveil non rapide.

▶ Thiopental - *Pentothal*

Ce médicament appartient à la famille des **barbituriques**. Il est commercialisé sous le nom de *Pentothal* 500 mg et 1 000 mg en poudre pour solution injectable.

Il se reconstitue dans de l'eau pour préparation injectable (eau PPI) ou du glucose 5 % ou du NaCl 0,9 %.

L'injection se fait uniquement par voie intraveineuse.

Il est indiqué pour l'induction et l'entretien de l'anesthésie générale intraveineuse.

Ses caractéristiques sont :

• une **induction rapide** et un **réveil rapide** ;

• une **action pharmacologique anticonvulsivante**.

Il est contre-indiqué chez les sujets asthmatiques ou ayant une dépression respiratoire ou allergique à ce médicament ou ayant une porphyrie.

Le principal effet indésirable est une possible accélération de la fréquence cardiaque.

▶ Étomidate - *Hypnomidate*

C'est un **puissant hypnotique à brève durée d'action** : l'effet est obtenu en 30 secondes et dure 3 à 5 minutes.

L'*Hypnomidate* se présente en ampoule de 20 mg et s'injecte par voie intraveineuse.

Il est utilisé comme :

• agent **inducteur de l'anesthésie générale** ;

• **potentialisateur d'agents anesthésiques** gazeux ou volatils ;

• **agent hypnotique unique** pour des interventions peu douloureuses de courte durée nécessitant un réveil rapide.

Son principal effet indésirable est d'inhiber la synthèse des stéroïdes.

Il est contre-indiqué chez les enfants de moins de 2 ans et chez toute personne connue comme hypersensible au médicament.

▶ Kétamine - *Kétalar*

La kétamine est un anesthésique d'action rapide et de durée d'action courte.

Semestre 3

Elle entraîne une anesthésie caractérisée par un sommeil superficiel, une analgésie, une amnésie et des manifestations psychiques indésirables au réveil.

La kétamine peut être utilisée seule, mais l'association à une benzodiazépine (midazolam/diazépam) permet de diminuer l'incidence des effets secondaires au réveil.

Les 4 avantages de la kétamine sont :

- une **faible diminution de la ventilation spontanée efficace** du patient ;
- une **moindre diminution des réflexes** protégeant les voies aériennes supérieures, par rapport aux autres anesthésiques intraveineux ;
- un **effet bronchodilatateur** qui lui permet d'être utilisé chez des patients asthmatiques ;
- un **effet sympathomimétique** qui provoque une stimulation du système cardiovasculaire ; ceci se traduit dans les premières minutes suivant l'injection par une tachycardie et/ou une hypertension artérielle. Les autres agents anesthésiques provoquent plutôt une hypotension artérielle.

La kétamine est indiquée pour l'**induction et l'entretien de l'anesthésie générale**.

Les principaux effets indésirables sont des troubles psychiques au réveil : cauchemars, hallucinations… Ces effets indésirables limitent l'utilisation de la kétamine en pratique courante. Elle reste utile pour réaliser l'anesthésie générale d'un patient asthmatique.

Elle est contre-indiquée lors :

- d'une hypersensibilité connue au médicament ;
- d'une maladie cardiovasculaire, c'est-à-dire d'une hypertension artérielle non contrôlée, d'une hypertension intracrânienne ou d'une maladie coronaire.

▶ Propofol - *Diprivan*

C'est le plus récent des anesthésiques généraux administrés par voie IV. Il a la particularité de se présenter sous la forme d'une émulsion lipidique à base d'huile de soja. Il existe en ampoules, flacons et seringues préremplies.

Le propofol est un agent anesthésique intraveineux, **d'action rapide, utilisable pour l'induction et l'entretien de l'anesthésie**. Il peut être administré chez l'adulte, chez l'enfant et chez le nourrisson de plus de 1 mois. En pratique, le propofol est très utilisé.

Son principal avantage est de permettre un **réveil rapide et de bonne qualité**.

Le principal effet indésirable est l'hypotension artérielle.

Il est contre-indiqué lors :

• d'une hypersensibilité à l'un des composants ;
• d'une hypersensibilité au soja ;
• de l'allaitement.

Anesthésiques locaux

Un anesthésique local est un médicament qui, appliqué au contact des fibres nerveuses, a la propriété d'inhiber temporairement la conduction nerveuse. Il rend donc insensible à la douleur la zone correspondant à cette innervation.

Les anesthésiques locaux servent à réaliser :

• **l'anesthésie locale de surface** : cette anesthésie est obtenue par application de l'anesthésique sur la peau ou une muqueuse. Ex. : lidocaïne non injectable à 2 % - *Xylocaïne visqueuse,* prilocaïne associé à lidocaïne - *Emlapatch 5 %* ;

• **l'anesthésie locale par infiltration** : cette anesthésie est obtenue par injection de l'anesthésique. Ex. : lidocaïne - *Xylocaïne,* lidocaïne associée à adrénaline - *Xylocaïne adrénaline,* mépivacaïne - *Mépivacaïne* ;

• **l'anesthésie locorégionale de type rachianesthésie et anesthésie péridurale**. Ex. : lidocaïne - *Xylocaïne,* lidocaïne associée à adrénaline - *Xylocaïne adrénaline,* mépivacaïne - *Mépivacaïne.*

  – La **rachianesthésie** correspond à l'injection de l'agent anesthésique dans le sac dural puis à sa diffusion dans le liquide cérébrospinal. Ceci permet l'anesthésie de la partie inférieure de l'abdomen et des membres inférieurs.

  – L'**anesthésie péridurale** correspond à l'administration d'un anesthésique local dans l'espace péridural.

Anesthésiques locaux de surface

▶ **Prilocaïne associé à lidocaïne - *Emlapatch 5 %, Emla crème 5 %***

Ce médicament est indiqué pour :

• l'**anesthésie par voie locale de la peau saine** comme par exemple avant ponctions veineuses ou SC, avant chirurgie cutanée superficielle, instrumentale ou par rayon laser (*Emla patch* et *Emla crème*) ;

• l'**anesthésie des muqueuses génitales** chez l'adulte comme par exemple avant chirurgie superficielle, avant infiltration à l'aiguille d'anesthésiques locaux (*Emla crème 5 %*).

Sur la peau saine : l'effet anesthésique apparaît 60 à 90 minutes après l'application et la durée d'action est de 1 à 2 heures.

Semestre 3

Sur la muqueuse : l'effet anesthésique apparaît 5 à 10 minutes après l'application et la durée d'action est de 15 à 20 minutes.

La posologie est différente en fonction de l'âge et elle doit être respectée.

Les effets indésirables sont rares : érythème, prurit, sensation de chaleur.

La principale contre-indication est l'hypersensibilité connue au médicament ou à ses excipients.

Ce médicament est très utilisé en pratique courante.

❱ Lidocaïne non injectable à 2 % ou 5 % - *Xylocaïne visqueuse 2 % et Xylocaïne nébuliseur 5 %*

Le gel oral de *Xylocaïne visqueuse 2 %* est indiqué pour :
- l'anesthésie locale de contact avant explorations instrumentales stomatologiques, laryngoscopiques, fibroscopie œsophagienne ou gastrique ;
- le traitement symptomatique de la douleur buccale ou œsogastrique.

Le gel urétral de *Xylocaïne visqueuse 2 %* est indiqué pour l'anesthésie locale de contact avant exploration en urologie.

L'anesthésie se produit généralement en 5 minutes et se prolonge pendant approximativement 20 à 30 minutes.

Les effets indésirables sont rares : ils peuvent être cutanés (rash, prurit, etc.).

La principale contre-indication est l'hypersensibilité connue au médicament ou à ses excipients.

❱ Lidocaïne 5 % en emplâtre - *Versatis*

Il s'agit de compresse imprégnée de lidocaïne à 5 %.

Sa seule indication est le traitement symptomatique des douleurs neuropathiques post-zostériennes (liées au zona).

Anesthésiques locaux injectables

Les principaux médicaments sont : lidocaïne - *Xylocaïne,* lidocaïne associée à adrénaline - *Xylocaïne adrénaline*, mépivacaïne - *Mépivacaïne*, bupivacaïne - *Bupivacaïne* et ropivacaïne - *Naropéine*.

L'association de l'anesthésique à l'adrénaline a pour intérêt de permettre une vasoconstriction dont les conséquences sont une augmentation de la durée de l'effet anesthésique et une diminution de la diffusion à partir du point d'injection.

Les **indications** sont l'anesthésie locale par infiltration, l'anesthésie péridurale et la rachianesthésie.

Le **principal effet indésirable** de ces anesthésiques est le malaise vagal, c'est-à-dire bâillement, pâleur, sueur. Le patient doit alors être mis en décubitus et les jambes surélevées. Les effets secondaires de type toxicité neurologique (convulsions) et cardiovasculaire (HTA) apparaissent lors de surdosage.

Pratique infirmière

L'IDE doit savoir dépister les effets indésirables des anesthésiques généraux et locaux.
Le monitoring du patient est donc essentiel : cyanose ? Pression artérielle ? Reprise de la conscience ? Reprise des réflexes ? Nausées ? Céphalées ? Etc.

Semestre 3

14. Effets iatrogènes, intoxications médicamenteuses et pharmacodépendance

Iatrogénie médicamenteuse

Définitions

L'iatrogénie correspond à tous les évènements indésirables provoqués chez un patient en rapport avec la pratique médicale.

On parle d'**iatrogénie médicamenteuse** quand il s'agit des évènements indésirables liés à la prise de médicament (EIM : effet indésirable médicamenteux). Il faut garder à l'esprit que tout principe actif possède un rapport bénéfice/risque qui peut être défini ainsi :

- le **bénéfice** : il correspond à l'effet thérapeutique recherché pour traiter une pathologie ;
- le **risque** : il correspond aux effets indésirables liés aux propriétés pharmacologiques du principe actif.
- Ex. : *Augmentin* - association d'amoxicilline et acide clavulanique à la posologie de 1 gramme 3 fois par jour a pour bénéfice de permettre le traitement de nombreuses infections bactériennes et comme principal risque celui de provoquer des troubles digestifs (diarrhées, vomissements, etc.).

Le risque est donc indissociable du bénéfice. L'objectif est bien évidemment de disposer de médicaments dont les bénéfices cliniques pour le patient sont bien supérieurs aux risques encourus par ce dernier.

Aux doses thérapeutiques, quasiment tous les médicaments ont des effets thérapeutiques attendus bien supérieurs aux effets indésirables. Lorsque les doses thérapeutiques sont dépassées, c'est-à-dire en situation de surdosage, l'effet thérapeutique reste souvent le même qu'aux doses thérapeutiques mais les effets indésirables sont de plus en plus présents. Pour résumer, le bénéfice reste le même alors que les risques augmentent : le rapport n'est plus en faveur d'un bénéfice clinique attendu pour le patient.

Selon le Code la santé publique (art. R.5121-153) un « effet indésirable » correspond à « une réaction nocive et non voulue, se produisant aux posologies normalement utilisées chez l'homme pour la prophylaxie, le diagnostic ou le traitement d'une maladie ou pour la restauration, la correction ou la modification d'une fonction physiologique, ou résultant d'un mésusage du médicament ou produit ».

Chaque année environ 2 % à 4 % des hospitalisations sont dues à la prise de médicament dans un but thérapeutique (à l'exclusion des autolyses par prise de médicaments).

Gravité des effets indésirables médicamenteux

Elle est variable et dépend principalement de l'état clinique du patient chez qui cet EIM apparaît.

Selon le Code de la santé publique (art. R.5121-153) un « effet indésirable grave » est « un effet indésirable létal, ou susceptible de mettre la vie en danger, ou entraînant une invalidité ou une incapacité importante ou durable, ou provoquant ou prolongeant une hospitalisation, ou se manifestant par une anomalie ou une malformation congénitale ».

Les EIM peuvent être fréquents, occasionnels ou rares. Ils peuvent aussi être attendus, c'est-à-dire largement connus et décrits dans la notice du médicament, ou inattendus.

La pharmacovigilance a pour objet la surveillance du risque d'effet indésirable résultant de l'utilisation des médicaments.

Mécanismes de survenue des effets indésirables médicamenteux

On peut distinguer 5 mécanismes des EIM.

• L'EIM qui est une **conséquence de l'effet pharmacologique attendu** du médicament : il s'agit de l'excès d'efficacité du médicament sur l'organisme et il en résulte des EIM. Ce type d'EIM peut s'observer lorsque la dose est trop élevée ou la durée de prescription trop longue.

  – Ex. : l'injection d'une dose d'insuline trop importante par rapport à la glycémie du patient peut provoquer une hypoglycémie sévère ; la prise d'un antihypertenseur peut provoquer de l'hypotension orthostatique.

• L'EIM qui est une conséquence d'un **effet autre que l'effet thérapeutique du médicament** : il s'agit souvent d'un manque de spécificité du médicament.

  – Ex. : les AINS bloquent la synthèse des prostaglandines (PG) de manière non spécifique, c'est-à-dire celle des PG impliquées dans l'inflammation mais celle des PG qui ont des propriétés protectrices de la muqueuse gastrique ; les antibiotiques dit à large spectre d'action détruisent ou bloquent la croissance des bactéries responsables de l'infection mais aussi des bactéries qui vivent habituellement dans notre organisme comme au niveau du tube digestif, provoquant ainsi des diarrhées.

- L'EIM qui est la conséquence d'un **effet pharmacologique mal compris**.
- L'EIM qui est la conséquence d'une **interaction médicamenteuse** : dès lors qu'un patient prend plusieurs médicaments, il faut craindre des interactions médicamenteuses dont le retentissement clinique est variable. Ces interactions sont très nombreuses et peuvent conduire à l'inefficacité d'un des traitements prescrits ou à une situation de surdosage.
  - Ex. : la prise simultanée d'un pansement gastrique (*Maalox* - hydroxyde d'aluminium associé à de l'hydroxyde de magnésium) et d'un antibiotique de la famille des fluoroquinolones (*Ciflox* - ciprofloxacine) peut entraîner une inefficacité du traitement antibactérien car ce médicament ne sera pas absorbé au niveau digestif. En effet, le *Maalox* se comporte comme une vraie barrière qui empêche tout échange avec le compartiment vasculaire.
- L'EIM qui est la **conséquence d'un arrêt brutal du médicament** : certains médicaments ne doivent pas être arrêtés brutalement car il peut se produire un phénomène de pharmacodépendance ou un effet rebond.
  - Exemple de pharmacodépendance : c'est une dépendance physique et/ou psychique d'un patient face à un médicament. Ce phénomène peut apparaître avec la famille des benzodiazépines (*Lexomil* - bromazépam, *Xanax* - alprazolam), des antalgiques morphiniques (*Efferalgan codéiné* - paracétamol associé à la codéine).
  - Exemple d'effet rebond : cela correspond à une reprise des symptômes pour lesquels le traitement avait été prescrit. Ce phénomène peut apparaître avec les bêtabloquants (*Détensiel*- bisoprolol) : l'arrêt brusque peut s'accompagner d'une crise hypertensive.

Intoxications médicamenteuses

Définitions

L'intoxication médicamenteuse correspond à un **surdosage**, c'est-à-dire à la présence dans le sang du patient d'une concentration en médicament bien supérieure à la concentration nécessaire pour avoir l'effet thérapeutique.

Origine des intoxications médicamenteuses

L'intoxication médicamenteuse peut être volontaire (autolyse) ou involontaire.

Lorsque le surdosage est involontaire il peut s'expliquer par :

- La **prise par le patient d'une quantité trop importante de médicament**. Ceci peut s'observer chez les sujets âgés qui confondent les médicaments, les unités de prise et les moments de prise.
- Une **interaction médicamenteuse**. Il s'agit ici d'une interaction qui augmente la concentration d'un des deux médicaments.
  - Ex. : la prescription de simvastatine (*Zocor*) et d'acide valproïque (*Dépakine*) peut provoquer un surdosage en simvastatine et un risque de rhabdomyolyse, c'est-à-dire une destruction des cellules musculaires pouvant s'accompagner d'une hyperkaliémie, d'une toxicité cardiaque et d'une insuffisance rénale aiguë. Ce surdosage s'explique par la capacité qu'a l'acide valproïque d'inhiber les enzymes qui assurent la métabolisation de la simvastatine.
- Une **spécificité du patient**. Certaines caractéristiques du patient peuvent permettre d'expliquer des surdosages alors que la dose prescrite est dite thérapeutique. C'est notamment le cas des patients :
  - souffrant d'**insuffisance rénale chronique** et pour qui sont prescrits des médicaments dont l'élimination est assurée par le rein. Ex. : les aminosides (*Amiklin* - amikacine, gentamicine) sont des antibiotiques éliminés sous forme inchangée par voie urinaire. Un patient insuffisant rénal risque donc un surdosage par aminoside si les doses qui lui sont prescrites ne sont pas adaptées à sa fonction rénale ;
  - souffrant d'**insuffisance hépatique** et pour qui sont prescrits des médicaments métabolisés par le foie ;
  - avec une **variabilité génétique** dans la réponse au traitement. Ex. : certains patients sont dits «acétyleur lent», c'est-à-dire que pour eux l'enzyme N-acétyl-transférase métabolise moins rapidement les médicaments qui possèdent un groupement acétate. Il en résulte une accumulation et un surdosage pour ces médicaments. C'est notamment le cas avec l'isoniazide (*Rimifon*). Certains patients ont une hypersensibilité aux AVK en raison d'un polymorphisme dans le gène d'une enzyme intervenant dans le métabolisme des AVK (la vitamine K époxyde-réductase 1). Ceux-ci ont alors des INR très élevés (INR >10) avec des doses usuelles. Il est donc nécessaire de réduire leurs doses ;

Semestre 3

– souffrant d'une **hypoalbuminémie** : de nombreux médicaments sont fixés à l'albumine dans le sang et utilisent l'albumine comme transporteur. Une hypoalbuminémie provoque pour ces médicaments une augmentation de la fraction libre du médicament, c'est-à-dire de la fraction active. Il en résulte un surdosage. L'hypoalbuminémie est fréquente chez les sujets dénutris, âgés, alcooliques chroniques.
- Une **erreur de prescription** par le médecin.
- Une **erreur de dispensation** par le pharmacien.
- Une **erreur d'administration** par l'IDE.

Pharmacodépendance

Définitions

La pharmacodépendance correspond à un phénomène de dépendance d'un individu face à un médicament. Cette dépendance est psychique et parfois physique. Il peut s'ajouter à ce phénomène, un phénomène de tolérance.
- **Dépendance psychique** : c'est le désir irrépressible de reprendre le médicament pour retrouver les effets pharmacologiques.
- **Dépendance physique** : cela correspond à des troubles physiques qui apparaissent lorsque le sujet n'a pas pris le médicament dont il est dépendant. On parle aussi de syndrome de sevrage.
- **Phénomène de tolérance** : c'est la nécessité d'augmenter les doses de médicament pour obtenir l'effet dont le sujet est dépendant.
La pharmacodépendance est comparable à la toxicomanie.

Classes thérapeutiques concernées

Certaines classes thérapeutiques sont très addictogènes, c'est-à-dire qu'elles peuvent provoquer rapidement une dépendance.
Parmi elles citons :
- les **antalgiques opioïdes** : la codéine seule ou en association (*Dicodin LP*, *Efferalgan codéiné*, etc.), la morphine (*Actiskenan*, *Sevredol*, etc.), le fentanyl (*Durogesic*), etc. ;
- les **benzodiazépines et apparentés** : *Lexomil* - bromazépam, *Xanax* - alprazolam, *Stilnox* - zolpidem ;
- les **antidépresseurs** : tricycliques (*Anafranil* - clomipramine, *Laroxyl* - amitriptyline), inhibiteurs de la recapture de la sérotonine (*Deroxat* - paroxétine) et les IMAO (*Moclamine* - moclobémide).

Pratique infirmière et conseils au patient

L'IDE participe à la réduction de l'iatrogénie médicamenteuse :
* en connaissant les particularités cliniques du patient à qui elle administre les médicaments (insuffisant rénal, patient très âgé, patient avec une hypoalbuminémie) ;
* en connaissant l'ensemble des médicaments pris par le patient dans le but de chercher les interactions médicamenteuses ;
* en connaissant les effets indésirables des médicaments, les interactions médicamenteuses et/ou en sachant s'informer via le Vidal, en contactant le pharmacien et/ou le médecin prescripteur en cas de doute ;
* en vérifiant qu'elle administre au bon patient le bon médicament à la bonne posologie et au bon moment de la journée.

15. Médicaments chez l'enfant

Rappels

Périodes de la naissance à l'enfance

- **Le nouveau-né :** période néonatale, c'est-à-dire 1er mois de la vie. Immaturité physiologique et enzymatique.
- **Le nourrisson :** de 2 mois à 24 mois. Les changements physiologiques commencent à opérer.
- **L'enfant :** englobe **la petite enfance (2 à 6 ans)** et **la seconde enfance (6 à 12 ans).** Malgré une évolution certaine, il existe une grande différence physiologique avec l'adulte, ce qui explique la très grande différence de réponse médicamenteuse.

Différences majeures avec l'adulte

- Chez le nouveau-né :
  - **immaturité hépatique :** le foie n'est pas totalement fonctionnel et le métabolisme hépatique est moins performant ;
  - **immaturité rénale :** dans les 2 premiers mois de la vie. Le débit de filtration glomérulaire est de 20 mL/min/1,73 chez le nouveau-né ;
  - **immaturité digestive :** l'intestin n'est pas totalement développé. La surface spécifique de résorption est limitée ;
  - **système nerveux central :** il n'existe pas de barrière hémato-méningée ;
  - **répartition hydrique :** le nourrisson contient davantage d'eau que l'adulte (et le taux de graisse est très faible). De 75 à 80 % du poids corporel chez le nouveau-né à 55–60 % chez l'adulte.
- Chez l'enfant : l'ensemble des fonctions évolue rapidement mais les capacités métaboliques restent différentes de celles de l'adulte.
- Les médicaments : il s'agit de **substances potentiellement toxiques** dont les effets indésirables peuvent être augmentés selon l'état physiologique du patient. En conséquence, tout état physiologique immature modifie la pharmacocinétique du médicament et peut rendre celui-ci plus toxique. **Le recours aux médicaments ne doit pas être systématique et requiert toujours un avis médical**.
- Les contre-indications : toute contre-indication chez l'enfant est une **contre-indication absolue** qui ne doit jamais être transgressée, quelle que soit la raison.

Devenir du médicament

Les différences présentes chez l'enfant entraînent une modification particulière de la biodisponibilité du principe actif.

- **Résorption** : vidange gastrique plus longue et surface de résorption plus courte : modification du Tmax.
- **Distribution** : liaison protéique peu performante du fait d'un taux d'albumine plus faible. Taux de graisse plus faible : modification du Vd et de la $T_{1/2}$.
- **Métabolisme** : métabolisation hépatique peu ou non fonctionnelle : modification de la $T_{1/2}$.
- **Élimination** : l'immaturité ralentit l'élimination : modification de la $T_{1/2}$.

Paramètres à prendre en compte

- **L'âge** : selon la période de l'enfance, les posologies et les doses seront adaptées.
- **Le poids** : il est sensiblement fonction de la taille et de l'âge de l'enfant. Les posologies sont souvent exprimées en mg/kg de poids corporel.

La surface corporelle :

$S (m^2) = \sqrt{((T \times P)/36)}$

Avec S, la surface corporelle exprimée en m², T, la taille exprimée en mètre et P le poids exprimé en kg.

La surface corporelle est plus utilisée pour l'adaptation posologique lorsque celle-ci n'est pas mentionnée dans le RCP.

Formulation

Les médicaments destinés aux enfants sont présentés sous des formes galéniques appropriées. Ils sont présentés le plus souvent sous forme de solutions buvables ou suppositoires. Les solutions buvables sont généralement parfumées ou sucrées afin de cacher le goût quelquefois amer des médicaments. Les formulations sucrées et colorées peuvent faire l'objet d'accidents domestiques.

- **Comprimés** : ils sont contre-indiqués chez les nourrissons et la petite enfance.
- **Gélules** : elles ne sont généralement pas utilisées chez les enfants. Elles peuvent toujours s'ouvrir et le contenu peut être dissous dans un peu d'eau. Éviter de dissoudre les médicaments dans le lait (risque de diminution de la biodisponibilité du principe actif).
- **Patches** : ils peuvent être adaptés. Attention aux risques d'allergies.
- **Sirops** : la forme la plus adaptée et très souvent délivrée avec système d'administration doseur.

Semestre 3

- **Solutions injectables :** elles sont utilisées quel que soit l'âge de l'enfant. Ce sont les sites d'injections qui doivent être adaptés (*cf.* épicrânienne chez le nouveau-né). La voie IM et la voie SC sont peu utilisées. Le vaccin peut être quelquefois douloureux.
- **Solutions buvables :** les gouttes sont faciles à administrer. Il est nécessaire de bien calculer le nombre de gouttes à administrer (1 goutte contient une quantité de principe actif $\rightarrow$ p gouttes = X mg de PA).
- **Suppositoires :** forme adaptée, sauf en cas de diarrhées.

La dilution reste un moyen de préparation lorsque la formulation galénique d'une spécialité n'est pas adaptée. Certaines gélules, quand elles sont trop grosses, peuvent être ouvertes et le contenu dilué dans un peu d'eau pour **les enfants**.

Posologie

Les fréquences d'administration sont toujours indiquées dans le RCP du dictionnaire *Vidal*.

Les posologies sont généralement différentes de celles de l'adulte avec parfois des doses unitaires et une fréquence plus élevée, comme par exemple chez le nourrisson du fait d'une élimination plus rapide.

Les doses chez l'enfant sont généralement fonction du poids. Il convient de toujours recalculer une dose prescrite.

- **Les systèmes doseurs :** il existe plusieurs formes de systèmes doseurs : godet, seringue, cuillère-mesure, pipette. Tous ces systèmes ne sont pas équivalents entre eux et **sont spécifiques aux médicaments pour lesquels ils sont vendus**. Les unités utilisées sur ces systèmes sont le ml, le mg ou la dose/kg.
- **Systèmes de mesures standards :**
  - la cuillère à café : contenance de 5 mL environ ;
  - la cuillère à soupe : contenance de 15 mL environ (soit 1 cuillère à soupe = 3 cuillères à café) ;
  - une goutte d'eau = 0,05 mL.

Médicaments contre-indiqués chez l'enfant

Raisons

- **Immaturité biochimique :** le nouveau-né et le nourrisson n'ont pas encore totalement développé leur système enzymatique. Il existe un risque quant à l'exposition de certaines substances qui peuvent s'accumuler et entraîner une intoxication.
- **Immaturité physiologique :** les organes essentiels au devenir du médicament dans l'organisme, tels que le foie, ne sont pas encore

totalement fonctionnels. Le métabolisme et l'élimination se font moins bien comparativement à l'adulte.

• **Croissance** : tous les tissus sont en pleine croissance, notamment le tissu osseux et le tissu nerveux. Certaines substances peuvent retarder ou stopper le processus de croissance chez l'enfant.

Exemples de médicaments contre-indiqués

Cette liste est donnée à titre indicatif et est non exhaustive. Il convient de toujours se référer au RCP du médicament.

• **Antibiotiques** : certains antibiotiques sont contre-indiqués chez l'enfant en croissance. Risque de retard de croissance osseuse. Quinolones, aminosides, tétracyclines.

• **Mucolytiques, mucofluidifiants et antihistaminiques H$_1$** sont contre-indiqués chez l'enfant de moins de 2 ans.

• **Corticoïdes** par voie nasale : ils sont contre-indiqués chez l'enfant de moins de 3 ans.

Semestre 3

16. Dispensation des médicaments chez les personnes âgées

Principes de la prescription thérapeutique chez le sujet âgé

L'âge avancé ne contre-indique aucun traitement médicamenteux. Mais avant toute prescription de médicament il faut :
- connaître toutes les pathologies et les antécédents du patient ;
- connaître tous les médicaments prescrits au patient en sachant qu'il a certainement plusieurs maladies chroniques et qu'elles sont prises en charge par un médecin généraliste et un ou plusieurs médecins spécialistes (cardiologue, rhumatologue, etc.). **Le sujet âgé cumule les pathologies chroniques et donc les ordonnances** ;
- bien évaluer l'état cognitif et le mode de vie du patient. Il est important de savoir si le sujet âgé est autonome, c'est-à-dire capable de prendre seul ses médicaments sans risque de se tromper ou si les médicaments lui sont préparés par une tierce personne.

Pharmacocinétique des médicaments prescrits chez le sujet âgé

Par rapport à un sujet jeune, le sujet âgé a de nombreux paramètres pharmacocinétiques modifiés. Par conséquent, pour un même médicament, l'efficacité et la tolérance peuvent varier entre un patient jeune et un patient âgé.

Nous présentons ci-dessous les paramètres pharmacocinétiques qui sont en théorie modifiés chez le sujet âgé.
- **Paramètres modifiant l'absorption :**
  - diminution de la vidange gastrique ;
  - diminution de la motilité gastro-intestinale ;
  - diminution de la sécrétion d'acide gastrique ;
  - **conséquence** : les médicaments dont l'absorption se fait essentiellement au niveau gastroduodénal seront absorbés moins rapidement. Il peut donc y avoir un décalage du temps Tmax (voir fiche 2, «Définition de la pharmacocinétique»).

- **Paramètre modifiant la distribution :**
  - diminution de l'albuminémie car le sujet âgé est fréquemment dénutri ;
  - **conséquence** : de nombreux médicaments sont fixés à l'albumine plasmatique et la carence en albumine provoque une augmentation de la forme libre du médicament, c'est-à-dire la forme active. Il peut donc y avoir un surdosage pour les médicaments qui sont très liés à l'albumine.
- **Paramètres modifiant le métabolisme :**
  - diminution du fonctionnement hépatique : du débit sanguin hépatique et des enzymes hépatiques ;
  - **conséquence** : les médicaments qui sont normalement métabolisés et rendus inactifs par le foie vont l'être moins. Il peut donc y avoir une accumulation et un surdosage de ces médicaments. En revanche, si le médicament est une prodrogue et qu'elle doit être métabolisée par les enzymes hépatiques pour devenir un médicament actif, alors il y a un risque de sous-dosage pour le sujet âgé.
- **Paramètres modifiant l'élimination rénale :**
  - diminution du flux sanguin rénal et de la filtration glomérulaire ;
  - **conséquence** : les médicaments dont l'élimination se fait par voie urinaire sont moins bien éliminés chez le sujet âgé que chez le sujet jeune. Il y a donc un risque d'accumulation du médicament et de surdosage.

Il faut garder à l'esprit que :
- tous les médicaments ne sont pas concernés par les paramètres pharmacocinétiques présentés ci-dessus ;
- tous les sujets âgés n'ont pas forcément une diminution de la vidange gastrique, une diminution de l'albuminémie, une diminution de la fonction rénale, etc.

Mais les possibles modifications de pharmacocinétiques citées ci-dessus sont à connaître et elles doivent être mises en parallèle avec tous les signes cliniques traduisant l'efficacité et la toxicité du médicament pour dépister tout sous- ou surdosage.

Le manque d'étude spécifique de pharmacocinétique chez le sujet est à regretter.

Pharmacodynamie des médicaments prescrits chez le sujet âgé

Le sujet âgé est particulièrement sensible à certains médicaments. C'est notamment le cas :
- **avec les benzodiazépines** (ex. : *Lexomil* - bromazépam, *Temesta* - lorazépam, etc.) : l'effet antidépresseur central est augmenté chez le sujet âgé ;

- **avec les antihypertenseurs** (ex. : *Amlor* - amlodipine, *Hyperium* - rilménidine, *Loxen* - nicardipine, etc.) : les récepteurs détectant les variations de pression artérielle dans l'organisme en fonction des changements de position (de la position allongée à debout, etc.) sont moins sensibles chez le sujet âgé et ne déclenchent pas les réflexes nécessaires pour ne pas ressentir ces variations de pression artérielle. Par conséquent un patient âgé qui a des traitements anti-hypertenseurs risque de souffrir d'hypotension orthostatique ;
- **avec les médicaments anticholinergiques** (ex. : *Artane* - triexy-phénidyle, *Lepticur* - tropatépine, *Akineton* - bipéridène, *Scoburen* - scopolamine, etc.) : ces médicaments peuvent provoquer comme effet indésirable la rétention aiguë des urines et ceci est particulière-rement vrai avec les sujets âgés.

Interactions médicamenteuses chez le sujet âgé : polymédication et automédication

La polymédication augmente avec l'âge des patients et la fréquence des maladies chroniques (diabète, hypertension artérielle, maladie de Parkinson, etc.).

Or, plus un patient prend de médicaments et :

- plus le **risque d'interactions médicamenteuses** est important, dont des interactions avec de vraies conséquences cliniques pour le patient ;
- plus le **risque de confusion** dans les médicaments augmente (confusion dans le nombre de comprimés ou de gélules, confusion dans les moments de prise, etc.).

L'automédication des sujets âgés concerne surtout l'aspirine, les AINS et les laxatifs. Il est fréquent que le patient ne mentionne pas la prise de ces médicaments lors de l'interrogatoire car comme ils sont dits «sans ordonnance» le patient pense très souvent qu'ils sont dénués de toxicité.

- Un des risques avec l'aspirine et les AINS est que le médecin pres-crive un médicament de la même famille : le patient se retrouvant alors avec deux prescriptions d'aspirine ou d'AINS.
- Les risques avec les laxatifs sont :
  - une **hypovitaminose** pour les vitamines A, D, E et K lorsque le patient prend de manière chronique un laxatif de type «lubri-fiant» tel que l'huile de paraffine (*Lansoÿl* ou *huile de paraffine*) ;
  - une **hypokaliémie** lorsque le patient prend de manière chronique un laxatif de type «stimulant» (*Dulcolax* - bisacodyl) et un autre médicament hypokaliémiant tel que le *Lasilix* - furosémide. La conséquence de cette interaction est une toxicité cardiaque à type de torsade de pointe.

Pratique infirmière

L'IDE doit :
- **évaluer l'observance** du patient face à son traitement. Il faut lui rappeler l'importance de prendre les médicaments, si nécessaire lui recommander l'utilisation d'un pilulier pour réduire les confusions. Un travail de reformulation sur les médicaments, leurs indications, les moments de prise et les possibles effets indésirables est essentiel ;
- **dépister tous les effets indésirables** que les médicaments peuvent provoquer : vertige, somnolence, hypotension artérielle, etc. ;
- si besoin **sensibiliser la personne «aidant le patient»** au quotidien (une personne de la famille, etc.) aux traitements prescrits et à leurs effets indésirables ;
- s'assurer que les **formes galéniques des médicaments prescrits sont appropriées au patient** (exemple de forme galénique inappropriée : des gouttes buvables alors que le patient à une faible acuité visuelle). Si ce n'est pas le cas, il ne faut pas hésiter à le signaler au médecin prescripteur.

Semestre 3

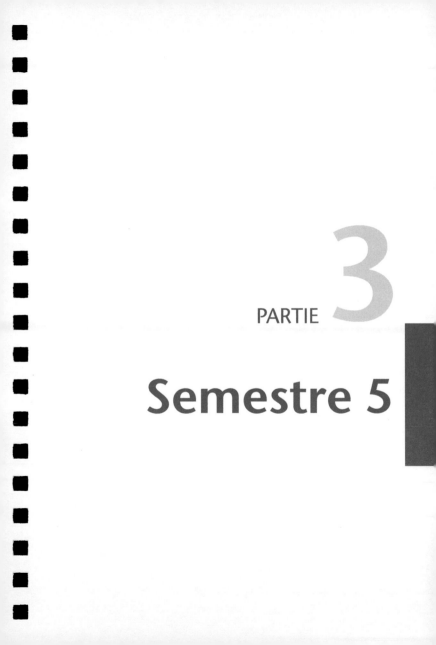

PARTIE 3

Semestre 5

17. Responsabilités infirmières en pharmacothérapie

Objectifs

L'objectif d'une prise en charge médicamenteuse repose sur deux principaux points :
- **une bonne prise en charge clinique** : bon diagnostic, bonne thérapeutique ;
- **une bonne adhésion du patient au traitement** : compréhension et observance.

La bonne thérapeutique inclut la thérapeutique médicamenteuse (prescription, dispensation et administration) et les soins paramédicaux de **bonne qualité** et de manière **sécurisée** pour le patient et le personnel.

L'adhésion au traitement est dépendante de la compréhension et de l'observance du patient.

Administration des médicaments

L'administration relève d'un acte thérapeutique infirmier réglementé (arrêté du 31 mars 1999) et doit répondre aux exigences des bonnes pratiques d'administration.

L'administration des médicaments doit toujours :
- être conforme à une prescription ;
- être contrôlée avant préparation (identité et concordance du médicament, forme, dosage, aspect, péremption) ;
- être préparée selon les modalités d'administration (RCP, protocoles, recommandations) ;
- suivre un plan d'administration conforme à la prescription ;
- être surveillée ;
- être tracée (date et heure d'administration, patient destinataire, nom du médicament, posologie, voie d'administration).

Tout médicament non administré doit être signalé au prescripteur et au pharmacien.

Certains médicaments (médicaments dérivés du sang) doivent faire l'objet d'une traçabilité conformément au décret de pharmacovigilance, reprenant :
- identité du patient ;
- identité du soignant ;

Semestre 5

- nom et dosage du médicament;
- étiquette de traçabilité du médicament (numéro de lot/date de péremption);
- date et heure d'administration;
- signes et symptômes apparus au cours de l'administration.

Il est nécessaire de connaître les **bonnes pratiques d'administration**. Elles prévoient les conditions de préparation et d'administration :

- hygiène;
- vérification des doses et des voies d'injection (nature du médicament, patient âgé, enfants, nourrissons);
- vérification du patient destinataire;
- prise en charge des accidents d'administration.

Signalements et transmissions

Liés à l'administration des médicaments

Tout incident doit être rapporté au responsable du service et au médecin responsable. La **déclaration de pharmacovigilance** est obligatoire pour tout professionnel de santé. Le nom du médicament, le numéro de lot et la date de péremption sont des informations obligatoires.

Certains médicaments nécessitent une **surveillance obligatoire pendant l'administration**. Les effets observés doivent être tracés. La prise en charge des effets indésirables doit être immédiate selon les protocoles du service. Ex. : chimiothérapies, médicaments dérivés du sang.

Tout médicament non administré doit être signalé au prescripteur et au pharmacien. L'initiative de non-administration doit être concertée avec le responsable de l'unité et le médecin responsable.

Liés à l'équipe médicale

Les staffs médicaux doivent toujours inclure des infirmières afin de pouvoir rapporter toute évolution clinique (intolérance, allergies, efficacité, humeur, innocuité) du patient liée ou non à la pharmacothérapie.

Un compte-rendu écrit résumant l'évolution du patient est rédigé et classé dans le dossier du patient.

Liés à l'équipe paramédicale

Les roulements d'équipes doivent être coordonnés de manière à assurer la **continuité des soins pharmacothérapeutiques** ou non. Un acte commencé doit toujours être terminé par la même personne.

Toute information liée à l'évolution clinique du patient doit être notée dans le dossier du patient. Tout IDE doit prendre connaissance du dossier patient mis à jour continuellement.

Formation et informations

Formation continue

Le personnel médical et paramédical a obligation de connaissance et de formation continue pour assurer les actes médicaux et paramédicaux de manière sécurisée.

Ceci inclut des connaissances sur :
- les **médicaments** (classe thérapeutique, doses usuelles, contre-indication et effets indésirables majeurs) ;
- Les **dispositifs médicaux** stériles ou non ;
- les **modalités de préparation et d'administration** ;
- la prise en charge urgente des **surdosages** ;
- les **protocoles de service** ;
- les **nouvelles techniques thérapeutiques**.

Protocoles et procédures de service

Certains protocoles de prise en charge thérapeutique définis par les services ou par les comités (COMED, CLAN, CLIN, CLUD, COMAI, COMIA, etc.) doivent être connus et appliqués.

Les procédures et modes opératoires des cahiers d'assurance-qualité du service doivent être connus ainsi que toutes les procédures d'urgence.

Les protocoles de mesures d'hygiène : isolement, protection du personnel, circuit d'élimination des déchets.

Éducation du patient

L'éducation du patient face à son traitement et sa maladie est primordiale dans la prise en charge thérapeutique. L'infirmière doit participer au programme d'**éducation thérapeutique** chaque fois qu'il est nécessaire. Elle doit s'assurer de :
- la compréhension par le patient de la maladie et des objectifs thérapeutiques ;
- la compréhension par le patient des modalités d'administration des médicaments ;
- l'observance du patient.

L'infirmière joue le **rôle d'interface** entre le patient et l'équipe médicale notamment dans ses missions d'infirmières de réseau ou à domicile. Dans les pathologies lourdes ou rares, une équipe pluridisciplinaire incluant les IDE est mise en place pour le suivi des patients.

Semestre 5

18. Prescription médicale

Une prescription médicale, pour quoi faire ?

La prescription médicamenteuse s'intègre dans la prise en charge globale d'un patient et de sa (ses) pathologie(s). Elle se concrétise par la rédaction d'une ordonnance. Cette ordonnance est essentielle pour le patient et pour tous les acteurs de santé qui vont interagir autour de lui. L'ordonnance sera un fil conducteur. Elle doit donc être précise et compréhensible de tous.

La prescription médicale est classiquement faite sur un support papier. Mais dans de nombreux hôpitaux la prescription est dite informatisée : elle se fait via un logiciel de prescription et fait partie du dossier patient.

Qui peut prescrire des médicaments ?

Peuvent prescrire des médicaments :
- les docteurs en médecine habilités à exercer en France et inscrits au Conseil de l'Ordre des médecins ;
- les chirurgiens-dentistes ;
- les sages-femmes ;
- les internes de médecine des hôpitaux sous la responsabilité de leur chef de service ;
- les IDE dans des cas très spécifiques (voir fiche 19, « Prescription infirmière ») ;
- les pédicures-podologues.

Chacun de ces corps de métier a un droit de prescription de médicament qui varie en fonction de :
- son diplôme : un chirurgien-dentiste inscrit à l'Ordre des chirurgiens-dentistes ne peut pas prescrire les mêmes médicaments qu'un docteur en médecine inscrit à l'Ordre des médecins ;
- son lieu d'exercice (hôpital ou non) : un médecin libéral ne peut pas prescrire les mêmes médicaments qu'un médecin hospitalier ;
- sa spécialité médicale : un rhumatologue peut prescrire des médicaments qu'un cardiologue ne peut pas prescrire (et inversement) ;
- la situation : dans le cadre de protocoles préétablis par un médecin, une IDE peut entreprendre et adapter des traitements antalgiques.

Quels renseignements doivent figurer sur une ordonnance ?

Les renseignements suivants doivent figurer sur une ordonnance :

- **Identification du prescripteur :**
  - nom ;
  - adresse ;
  - numéro d'identification ;
  - numéro de téléphone ;
  - signature.
- **Date de la prescription** : la date de la prescription doit être la date du jour où elle est rédigée.
- **Identification du patient :**
  - nom et prénom ;
  - sexe ;
  - âge, poids et taille : l'âge et le poids sont essentiels en pédiatrie ; la taille et le poids sont essentiels en cancérologie.
- **Identification des médicaments** avec pour chaque médicament prescrit :
  - nom : le nom de la spécialité commerciale ou la dénomination commune internationale (DCI) (ex. : *Clamoxyl* pour le nom de spécialité ou amoxicilline pour la DCI) ;
  - dosage unitaire : c'est la quantité de médicament par prise (ex. : 1 comprimé, 20 mg, 15 gouttes, etc.) ;
  - forme galénique (ex. : comprimé, comprimé à libération prolongée, sirop, etc.) ;
  - posologie journalière : c'est le nombre de prise par jour. Il est préférable que les horaires de prise soient renseignés plutôt que le nombre de prise par jour (ex. : à 8 h, à 12 h et à 18 h plutôt que 3 fois/j) ;
  - durée de traitement ;
  - les modalités spécifiques de la prise du médicament : de nombreux médicaments sont d'autant plus efficaces qu'ils sont pris par le patient dans de bonnes conditions (ex. : *Vfend* - voriconazole se prend 1 heure avant ou après le repas, *Noxafil* - posaconazole se prend pendant le repas, ne pas prendre avec du thé ou du café, *Fosamax* - alendronate doit être pris à jeun et le patient doit rester en position assise ou debout pendant 20 minutes, etc.) ;
  - si la prescription est faite sur une ordonnance dite sécurisée, le nombre de spécialités médicales prescrites doit être inscrit dans le cadre prévu à cet effet (en bas à droite).
- **Durée de l'ordonnance et nombre de renouvellement si nécessaire.**

Semestre 5

Différents types d'ordonnance

Il existe 4 types d'ordonnances :
- **ordonnance «normale»** ;
- **ordonnance «sécurisée»** : le médecin doit écrire dans un cadre situé en bas à droite de l'ordonnance le nombre de spécialités médicales qu'il a prescrit sur cette ordonnance. L'objectif est d'empêcher quiconque de rajouter un nom de médicament sur l'ordonnance une fois qu'elle est rédigée par le médecin. La prescription de stupéfiant ne peut se faire que sur ordonnance sécurisée ;
- **ordonnance «bizone»** : cette ordonnance est divisée en deux parties. Dans la partie supérieure le médecin prescrit les médicaments qui sont en rapport avec l'affection longue durée (ALD) du patient. Il existe une liste de 30 ALD définie par le Code de la Sécurité sociale. Les médicaments prescrits dans ce cadre sont pris en charge à 100 % par l'assurance maladie. Dans la partie inférieure de l'ordonnance le médecin prescrit les médicaments qui ne sont pas en rapport avec cette ALD. Le taux de prise en charge de ces médicaments est celui défini par la vignette ;
- **ordonnance pour les «médicaments d'exception»** : les médicaments d'exception sont des médicaments particulièrement coûteux. La liste est fixée par arrêté ministériel. Ex. : *Aranesp, Cimzia, Enbrel, Zophren*, etc. Ces médicaments doivent être prescrits sur une ordonnance spécifique qui est constituée de quatre volets : un pour le patient, deux pour les caisses et un pour le pharmacien.

Médicaments à prescription restreinte

Certains médicaments sont soumis à une prescription restreinte par le lieu d'exercice du médecin prescripteur ou par la spécialité médicale du prescripteur.

Médicaments réservé à l'usage hospitalier

Ces médicaments sont strictement administrés au cours de l'hospitalisation du patient. Ceci s'explique par la nécessité de disposer de moyens adaptés pour l'administration du médicament mais aussi pour le suivi du patient.
Ex. : *Angiox* - bivalirudine, *Réopro* - abciximab, etc.

Médicaments à prescription hospitalière

Il s'agit de médicaments permettant de traiter des maladies dont le diagnostic et le suivi se font dans les établissements de soins. Ils sont prescrits par un médecin hospitalier, y compris s'ils doivent être renouvelés.
Ex. : *Afinitor* - évérolimus, *Ciflox* injectable - ciprofloxacine, etc.

Médicaments à prescription initiale hospitalière

Il s'agit de médicaments dont la 1re prescription est réalisée par un médecin hospitalier. Leur renouvellement peut être assuré par tout médecin (sauf cas mentionné).
Ex. : *Advagraf* - tacrolimus, *Aranesp* - darbépoétine, etc.

Médicaments à prescription réservée à certains spécialistes

La prescription initiale du médicament de cette catégorie est réservée aux médecins spécialistes dont la qualification est reconnue. Il en est de même pour le renouvellement de la prescription.
Ex. : *Afinitor* - évérolimus ne peut être prescrit que par un oncologue ou un hématologue, qu'il exerce en milieu hospitalier ou non.

Médicaments nécessitant une surveillance particulière pendant le traitement

Sont classés dans cette catégorie les médicaments dont les restrictions apportées à la prescription sont justifiées par la gravité des effets indésirables que peuvent provoquer leur emploi.
Ex. : *Aclasta* solution pour perfusion - acide zolédronique car la clairance de la créatinine doit être mesurée avant chaque administration, *Cardensiel* - bisoprolol car il faut surveiller les constantes vitales (fréquence cardiaque, pression artérielle) et dépister des symptômes d'aggravation de l'insuffisance cardiaque, etc.

Cas particuliers

Ordonnances dites « tarification à l'activité » à l'hôpital

À l'hôpital de nombreux médicaments doivent être prescrits sur des ordonnances spécifiques dites « tarification à l'activité » ou T2A.
Ces ordonnances précisent les indications thérapeutiques pour lesquelles l'hôpital sera remboursé à 100 % du prix du médicament. Normalement aucun de ces médicaments ne doit être prescrit en dehors des indications de l'AMM ou des recommandations de sociétés savantes.
La liste des médicaments T2A est définie par arrêté ministériel. Ex. : *Aranesp, Cancidas, MabThera*, etc.

Prescription orale

La prescription orale doit être exceptionnelle et réservée aux situations d'urgence. Dans tous les cas le prescripteur doit ensuite effectuer une prescription écrite pour confirmer sa prescription orale.

Semestre 5

Substitution

Le droit de substitution a été accordé aux pharmaciens en 1999 par la loi de financement de la Sécurité sociale.

Il permet aux pharmaciens de délivrer un autre médicament que celui qui a été prescrit par le médecin, dans le cadre exclusif du groupe générique mentionné dans le répertoire de l'Agence nationale de sécurité du médicament et des produits de santé (ANSM).

Deux conditions essentielles sont à respecter :

- pas de mention manuscrite « non substituable » sur l'ordonnance du prescripteur. L'opposition du prescripteur ne peut s'appliquer que pour des raisons particulières tenant au patient ;
- sont substituables uniquement les spécialités inscrites au répertoire des groupes génériques approuvés par l'ANSM.

Pratique infirmière

À l'hôpital, suite à la prescription médicamenteuse faite par le médecin, l'IDE administre les médicaments au patient.

L'IDE doit :

- **vérifier** qu'elle administre le **bon médicament**, à la **bonne dose**, avec la **bonne voie d'administration**, au **bon moment** et au **bon patient**. Cette règle est essentielle à la bonne prise en charge du patient ;
- « **tracer** » les médicaments qu'elle a administrés sur un document qui fait partie du dossier médical du patient. Elle doit enregistrer sur ce document l'heure d'administration et la dose administrée. Si la dose n'a pas été administrée au patient, une explication doit être renseignée ;
- **ne pas hésiter à demander une clarification** au médecin-prescripteur dès lors que la prescription est illisible ou que l'IDE a un doute. La discussion avec le prescripteur est l'occasion d'échanger des informations sur le patient : signes cliniques traduisant l'efficacité thérapeutique du traitement, signes d'effets indésirables, signes de non-observance du patient, etc. Le pharmacien est aussi un interlocuteur de choix pour avoir des informations et des conseils sur les traitements prescrits.

19. Prescription infirmière

Cadre législatif

L'**arrêté du 20 mars 2012** relatif à la prescription des dispositifs médicaux autorise les infirmières à prescrire certains dispositifs médicaux dont la liste est publiée au *Journal officiel* (*JO*) du 30 mars 2012.

L'IDE prescrit :
- dans la durée d'une **prescription médicale d'actes infirmiers** ;
- selon ses **compétences** ;
- **sans avis contraire** du médecin.

L'**article L.4311-1 modifié par la loi n° 2011-525 du 17 mai 2011 - art. 89** prévoit le renouvellement de prescriptions datées de moins de 1 an de certains contraceptifs oraux.

Ordonnance

L'ordonnance est rédigée de manière lisible et intelligible. Elle doit tenir compte de l'évolution clinique du patient : **diagnostic infirmier et évaluation du besoin**.

Doivent figurer sur l'ordonnance :
- identité de l'infirmier prescripteur, numéro d'identification et signature ;
- identité du patient (nom, prénom, sexe, âge, poids) ;
- date de l'ordonnance ;
- nom des dispositifs médicaux prescrits ;
- nom des contraceptifs oraux, dosage, posologie ;

Les règles de bonne prescription s'appliquent. L'IDE ne doit pas hésiter à obtenir tout complément d'informations du prescripteur et du fabricant (dispositifs médicaux) jugé nécessaire à la prescription.

Liste des dispositifs médicaux autorisés (*JO* du 30 mars 2012)

- Articles pour pansement :
  - pansements adhésifs stériles avec compresse intégrée ;
  - compresses stériles (de coton hydrophile) à bords adhésifs ;
  - compresses stériles de coton hydrophile non adhérentes ;
  - pansements et compresses stériles absorbants non adhérents pour plaies productives ;
  - compresses stériles non tissées ;

- compresses stériles de gaze hydrophile ;
- gaze hydrophile non stérile ;
- compresses de gaze hydrophile non stériles et non tissées non stériles ;
- coton hydrophile non stérile ;
- ouate de cellulose chirurgicale ;
- sparadraps élastiques et non élastiques ;
- filets et jerseys tubulaires ;
- bandes de crêpe en coton avec ou sans présence d'élastomère ;
- bandes extensibles tissées ou tricotées ;
- bandes de crêpe en laine ;
- films adhésifs semiperméables stériles ;
- sets pour plaies.
- Cerceaux pour lit de malade.
- Dispositifs médicaux pour le traitement de l'incontinence et pour l'appareil urogénital :
  - étui pénien, joint et raccord ;
  - plat bassin et urinal ;
  - dispositifs médicaux et accessoires communs pour incontinents urinaires, fécaux et stomisés : poches, raccord, filtre, tampon, supports avec ou sans anneau de gomme, ceinture, clamp, pâte pour protection péristomiale, tampon absorbant, bouchon de matières fécales, collecteur d'urines et de matières fécales ;
  - dispositifs pour colostomisés pratiquant l'irrigation ;
  - nécessaire pour irrigation colique ;
  - sondes vésicales pour autosondage et hétérosondage.
- Dispositifs médicaux pour perfusion à domicile :
  - appareils et accessoires pour perfusion à domicile :
    - appareil à perfusion stérile non réutilisable,
    - panier de perfusion,
    - perfuseur de précision,
    - accessoires à usage unique de remplissage du perfuseur ou du diffuseur portable,
    - accessoire à usage unique pour pose de la perfusion au bras du malade en l'absence de cathéter implantable ;
  - accessoires nécessaires à l'utilisation d'une chambre implantable ou d'un cathéter central tunnelisée :
    - aiguilles nécessaires à l'utilisation de la chambre à cathéter implantable,
    - aiguille, adhésif transparent, prolongateur, robinet à trois voies ;

- accessoires stériles non réutilisables pour hépariner : seringues ou aiguilles adaptées, prolongateurs, robinet à 3 voies;
- pieds et potences à sérum à roulettes.
- Avec l'accord du médecin traitant du patient (en plus des conditions nécessaires à la prescription infirmière) :
  - matelas ou surmatelas d'aide la prévention des escarres en mousse avec découpe ou en forme de gaufrier;
- Coussins d'aide à la prévention des escarres :
  - coussins à air statique;
  - coussins en mousse structurée formés de modules amovibles;
  - coussins en gel;
  - coussins en mousse et gel.
- Pansements :
  - alginates;
  - hydrogels;
  - en fibres de carboxyméthylcellulose (CMC);
  - à base de charbon actif;
  - à base d'acide hyaluronique seul;
  - interfaces (y compris les silicones et ceux à base de CMC;
  - pansements vaselinés.
- Sonde nasogastrique ou nasoentérale pour nutrition entérale à domicile.
- Dans le cadre d'un renouvellement à l'identique, orthèses élastiques de contention des membres :
  - bas (jarret, cuisse);
  - chaussettes et suppléments associés.
- Dans le cadre d'un renouvellement à l'identique, accessoires pour lecteurs de glycémie :
  - lancettes;
  - bandelettes d'autosurveillance glycémiques;
  - autopiqueurs à usage unique;
  - seringues avec aiguilles pour autotraitement;
  - aiguilles non réutilisables pour stylo injecteur;
  - ensemble stérile non réutilisable (aiguilles et réservoir);
  - embout perforateur stérile.

Semestre 5

Liste des contraceptifs oraux autorisés

Adepal	Gestodène/Éthinylestradiol
Amarance	Ratiopharm
Association œstroprogestative	Gestodène/Éthinylestradiol Sandoz
Biphasique Éthinylestradiol	Gestodène/Éthinylestradiol Stragen
Lévonorgestrel Ayerst	Gestodène/Éthinylestradiol Winthrop
Association œstroprogestative	Gestodène/Éthinylestradiol Zydus
Éthinylestradiol Lévonorgestrel Ayerst	Harmonet
Association œstroprogestative	Jasmine
Éthinylestradiol Norgestrel Ayerst	Jasminelle
Balanca	Jasminelle continu
Balancacontinu	Leeloo
Belanette	Ludéal
Belara	Méliane
Belaracontinu	Mélodia
Carlin	Mercilon
Cerazette	Microval
Cilest	Milligynon
Convuline	Minesse
Cycléane	Minidril
Daily	Miniphase
Desobel	Minulet
Désogestrel/Éthinylestradiol Biogaran	Mirtinu
Désogestrel Éthinylestradiol Elka	Moneva
Efezial	Novantica
Effiprev	Ortho-Novum
Elleogeste	Pacilia
Esgebertrathino	Perléane
Éthigetodenbert	Phaeva
Éthinylestradiol/Drospirénone Bayer	Qlaira
Éthinylestradiol/Drospirénone Schering	Sinovulon

►

Evanecia	Stediril
Felixita	Sylviane
Gestodène/Éthinylestradiol Teva	Tri-Minulet
Gestodène/Éthinylestradiol Actavis	Triafémi
Gestodène/Éthinylestradiol Arrow	Tricilest
Gestodène/Éthinylestradiol Biogaran	Triella
Gestodène/Éthinylestradiol EG	Trinordiol
Gestodène/Éthinylestradiol Jelfa	Varnoline continu
Pharmaceutical Company	Varnoline
Gestodène/Éthinylestradiol Ranbaxy	Yaz

20. Réglementation concernant les médicaments listés et les stupéfiants

Classification des médicaments

Le Code de la santé publique précise la classification des médicaments, leur mode de prescription, de stockage et de dispensation spécifique à chaque classe.

Médicaments à prescription médicale facultative

Ces médicaments sont en vente libre et font partie de l'automédication. Cela ne signifie pas qu'ils sont inoffensifs.
Le pharmacien d'officine a pour rôle d'apporter des conseils sur l'automédication et de détecter toute interaction. Ex. : le *Maalox* qui est un médicament contre l'acidité gastrique et non soumis à prescription médicale peut modifier l'absorption digestive et donc l'efficacité de tous les médicaments qui sont administrés en même temps que lui.

Médicaments de la liste I ou II

Les médicaments qui appartiennent à la liste I ou la liste II contiennent des principes actifs dont la dose et/ou le potentiel toxique peuvent entraîner des risques pour la santé. On parle alors de substances vénéneuses.
Les médicaments de la liste I sont jugés plus à risque que ceux de la liste II.
Les médicaments appartenant à la liste I sont conditionnés dans des boîtes qui possèdent un cadre rouge. Pour les médicaments de la liste II, ce cadre est vert.
Exemple de médicament inscrit sur la liste I : *Ciflox* - ciprofloxacine (antibactérien de la famille des fluoroquinolones).
Exemple de médicament inscrit sur la liste II : *Esidrex* - hydrochlorothiazide (diurétique hypokaliémiant).

Médicaments stupéfiants

Les médicaments appartenant à cette liste sont des médicaments qui possèdent un risque de dépendance.
Ex. : *Actiskenan* - morphine, *Durogesic* - fentanyl, *OxyContin LP* - oxycodone, etc.
Les médicaments appartenant à cette liste sont conditionnés dans des boîtes qui possèdent un cadre rouge.

Réglementation pour les médicaments des listes I, II et stupéfiants

Voir **tableau 37**, page 158.

Cas particulier du *Rivotril* - clonazépam qui est une benzodiazépine

Depuis le 7 septembre 2011, le *Rivotril* sous formes orales (comprimé et solution buvable) est soumis à la réglementation des stupéfiants. Il doit être prescrit sur une ordonnance sécurisée et en toutes lettres. Mais ceci ne s'applique que sur les prescriptions qui sont exécutées dans les pharmacies dites «de ville». Cela ne s'applique donc pas aux prescriptions pour les patients en cours d'hospitalisation.

Cas particulier du *Rohypnol* - flunitrazépam

Il s'agit d'un médicament hypnotique appartenant à la famille des benzodiazépines. Ce médicament a fait l'objet de nombreux usages détournés en raison de ses propriétés euphorisantes, levée d'inhibition et amnésie antérograde. Depuis 2001, il se prescrit sur une ordonnance sécurisée, avec une posologie en toutes lettres et pour une durée maximale de 14 jours. La dispensation est fractionnée en périodes de 7 jours.

Cas particulier de la *Méthadone* - méthadone

C'est un stupéfiant prescrit dans le sevrage aux opiacés. La durée maximale de prescription est limitée à 14 jours et la délivrance fractionnée par périodes de 7 jours.

Cas particulier d'une ampoule de stupéfiant cassée ou d'une gélule ouverte dans son conditionnement

Tout stupéfiant cassé ou détérioré avant administration au patient doit être tracé comme tous les autres stupéfiants. Concrètement, l'IDE doit inscrire sur le document qui sert à suivre les administrations à chaque patient, le nombre, le dosage et le nom du stupéfiant cassé et celui du patient à qui le traitement était destiné.

Semestre 5

Tableau 37. Médicaments des listes I, II et stupéfiants.

	Liste I	Liste II	Stupéfiants
Ordonnance	Sécurisée ou non	Sécurisée ou non	Uniquement sécurisée Doivent être écrits en toutes lettres : – le nombre d'unités thérapeutiques par prise – le nombre de prises par jour – le dosage de la spécialité pharmaceutique
Renouvellement de l'ordonnance	Ordonnance non renouvelable sauf si le prescripteur a écrit « à renouveler » et le nombre de renouvellement	Ordonnance qui peut être renouvelée sauf s'il est mentionné « ne pas renouveler »	Ordonnance non renouvelable
Durée de validité de l'ordonnance	Maximum 12 mois si c'est spécifié sur l'ordonnance Sauf pour : les médicaments hypnotiques : 4 semaines maximum Ex. : *Imovane, Stilnox, Mogadon, Havlane,* etc. ; les médicaments anxiolytiques : 12 semaines maximum Ex. : *Xanax, Temesta, Lexomil, Buspar, Atarax,* etc. La 1re dispensation des médicaments doit avoir lieu dans les 3 mois suivant la date de rédaction de l'ordonnance, sinon l'ordonnance n'a aucune valeur	Maximum 12 mois La 1re dispensation des médicaments doit avoir lieu dans les 3 mois suivant la date de rédaction de l'ordonnance, sinon l'ordonnance n'a aucune valeur	De 7 à 28 jours en fonction du médicament prescrit La 1re dispensation doit avoir dans les 3 jours suivant la date de la rédaction de l'ordonnance pour avoir la quantité de traitement prescrit (de 7 à 28 jours). Si le patient vient à partir du 4e jour, il lui sera délivré le traitement restant à courir
Quantité que peut dispenser le pharmacien	Par fraction de 1 mois maximum sauf pour les contraceptifs oraux où la dispensation peut être pour 3 mois	Par fraction de 1 mois maximum	Par fraction de 7 à 28 jours en fonction du médicament prescrit

(Suite)

Tableau 37. Suite.

	Liste I	Liste II	Stupéfiants
Stockage en pharmacie de ville = officine	Hors de portée du public	Hors de portée du public	Dans des armoires fermées à clé et sécurisées
Stockage dans les services hospitaliers	Dans des armoires fermées à clé dans des locaux spécifiques (poste de soins)	Dans des armoires fermées à clé dans des locaux spécifiques (poste de soins)	Dans des armoires fermées à clé dans des locaux spécifiques (poste de soins)

21. Circuit du médicament à l'hôpital

L'ensemble des médicaments à l'hôpital est géré par la pharmacie conformément aux missions obligatoires d'une pharmacie à usage intérieur (PUI). La gestion inclut l'achat, le stockage, la préparation si nécessaire, la dispensation, ainsi que le rappel de lot. Le pharmacien est garant de la qualité des médicaments utilisés à l'hôpital. En d'autres termes, il se doit de contrôler les conditions d'utilisation, de stockage et de préparation des médicaments et d'apporter toutes les informations utiles chaque fois que nécessaire.

Livret thérapeutique

Le livret thérapeutique liste **l'ensemble des médicaments disponibles sur l'hôpital**. Il est établi en fonction des pathologies et des spécialités représentées au sein de l'hôpital. Chaque médecin est amené à prescrire des médicaments sur la base de cette liste.

Le Comité du médicament (COMED) : rattaché à la Commission médicale de l'établissement (CME), il a pour mission **d'élaborer le livret thérapeutique et de cadrer le bon usage des médicaments** en fonction de critères qualitatifs. Les membres du comité sont des médecins, pharmaciens, directeurs adjoints (direction des soins, direction de la politique médicale, etc.), cadres de santé. Lorsqu'il inclut les dispositifs médicaux stériles, il est appelé le COMEDIMS.

Statuts des médicaments

Voir **tableau 38**, page 164.

Étapes du circuit du médicament

1. **Commande externe** : la pharmacie commande les médicaments à un grossiste selon une fréquence et des besoins ponctuels afin d'assurer son **réapprovisionnement**. Les établissements de santé étant rattachés aux collectivités sont soumis au Code des marchés publics. La pharmacie ne peut acheter et commander que des médicaments (ou produits de santé) dits « au marché » c'est-à-dire des produits de santé pour lesquels un marché a été établi entre le fabriquant et l'établissement de santé.

2. **Commande interne** : les services commandent des médicaments à la pharmacie à partir d'une liste de dotation préalablement définie ou à partir d'un bon d'urgence pour pallier un besoin ponctuel. Ces commandes sont effectuées le plus souvent au moyen d'un système informatisé.

3. **Stockage** : en fonction du statut du médicament, ceux-ci sont stockés et rangés de manière ordonnée dans la zone appropriée. Les zones de stockage doivent **assurer la conservation appropriée du médicament**. Une PUI détient donc à sa disposition : des coffres, des enceintes ou zones à température contrôlée (chambres froides, réfrigérateurs, zone climatisée, etc.), des stockeurs, des étagères. L'entrée d'une pharmacie est contrôlée et sécurisée. Les structures de stockage décentralisées sont réapprovisionnées par l'équipe de la pharmacie. Des zones de stockages sécurisées sont déployées dans les services (armoires sécurisées) assurant ainsi la sécurisation du circuit du médicament.

4. **Préparation** : certains médicaments tels que les cytotoxiques sont soumis à une préparation centralisée sous isolateurs en zone de production afin d'assurer une préparation qualitative à la fois pour le patient et une protection pour le personnel. D'autres préparations sont effectuées «au chevet du patient».

5. **Prescription** : deux modes de prescription coexistent, la prescription sur support papier et la prescription sur support informatique. Cette dernière se répand davantage du fait d'une diminution du risque d'erreurs évitables.

6. **Dispensation** : deux modes de dispensation sont possibles, la dispensation nominative à partir d'une ordonnance adaptée en fonction du médicament prescrit (ex. : ordonnance sécurisée pour les stupéfiants) et la dispensation globale, qui consiste à mettre des médicaments à disposition du service sur la base d'une liste (dotation) définie par accord entre le chef de service et le pharmacien.

7. **Administration** : l'acte d'administration est un acte infirmier et réservé à un personnel compétent. Il existe un plan d'administration dans chaque dossier de patient. Ce plan peut être sur support papier ou sur support informatique.

8. **Élimination** : les médicaments périmés, ou partiellement utilisés, doivent être systématiquement retirés du circuit. L'acte d'élimination est le fait de jeter les médicaments concernés dans les contenants appropriés (poubelle de récupération des déchets cytotoxiques ou non et poubelle DASRI). La destruction totale (incinération) doit être effectuée par une structure labélisée capable de traiter les déchets chimiques et biologiques.

Semestre 5

Actes particuliers

Préparations

- **Préparation magistrale** : préparation réalisée selon une prescription nominative pour un patient donné. Les préparations magistrales sont effectuées à la pharmacie sous le contrôle du pharmacien. Par définition, elles ne sont pas préparées en série. Elles font l'objet d'une traçabilité informatique.
- **Préparation hospitalière** : préparation réalisée à partir d'une ordonnance nominative et selon la Pharmacopée européenne ou française. Elles possèdent un numéro de lot de fabrication et une date de préemption. Elles peuvent être fabriquées en série. Les préparations hospitalières sont effectuées à la pharmacie sous le contrôle du pharmacien.
- **Préparation au chevet du patient** : préparation effectuée selon les indications mentionnées dans la monographie du médicament nécessaire à sa bonne administration. Il s'agit le plus souvent de reconstitution ou de dilution dans des solutions pour perfusions. Les préparations injectables doivent toujours être réalisées dans des conditions d'asepsie stricte.

Dispensations

- **Dispensation centralisée** : l'acte de dispensation s'effectue au niveau de la pharmacie de l'hôpital à partir d'une ordonnance ou d'un bon d'urgence et d'une liste de dotation pour les médicaments inscrits sur celle-ci.
- **Dispensation décentralisée** : l'acte de dispensation s'effectue dans les services à partir d'un automate sécurisé ou une armoire sécurisée à accès limité dont la gestion est entièrement confiée à l'équipe pharmaceutique. Le réapprovisionnement est assuré par les préparateurs.
- **Dispensation journalière individuelle et nominative (DJIN)** : ce processus de dispensation inclut une validation pharmaceutique puis une préparation journalière du traitement de chaque patient sous forme de bacs ou de pochettes individualisées. Les préparations nominatives sont ensuite transmises à l'infirmière pour administration selon le plan d'administration.
- **Dispensation des stupéfiants** : à partir d'une liste de dotation préalablement déterminée et d'une ordonnance nominative sécurisée, la dispensation s'effectue selon un **mode contradictoire** entre le préparateur et le cadre infirmier.

- **Dispensation des médicaments T2A** : elle doit s'effectuer à partir d'une ordonnance de justification de prescription où l'on retrouve l'ensemble des indications retenues ou non pour le médicament concerné. Le prescripteur doit cocher l'indication pertinente retenue. Le pharmacien, en fonction de l'indication cochée délivre ou non le médicament.
- **Dispensation des médicaments cytotoxiques** : circuit de prescription/validation pharmaceutique/accord équipe médicale (*"OK chimio"*) nominatif, généralement informatisé, permettant la préparation puis le contrôle qualitatif et quantitatif de la préparation destinée à un patient donné. La préparation est ensuite acheminée au service pour administration.

Conditionnements et détention

- **Conditionnement unitaire** : il correspond à une présentation appropriée d'un médicament sous forme d'unité de prise à administrer au patient. Le conditionnement unitaire doit contenir les mentions légales nécessaires à l'identification totale du médicament (DCI, dosage, forme, date de péremption, etc.). Ces médicaments peuvent être déconditionnés si leur emballage satisfait à une identification totale.
- **Conditionnement multidoses** : il correspond à une présentation d'un médicament renfermant plusieurs doses. Ces médicaments sont généralement accompagnés de mesurettes, gobelets doseurs ou seringues graduées. Les informations relatives au médicament ne sont inscrites que sur le contenant-mère. Les systèmes doseurs sont spécifiques d'un médicament.

Conditions de détention des médicaments

Tous les médicaments doivent être rangés dans des zones appropriées avec accès limité afin de prévenir tout mésusage. Le stockage et le rangement doivent être dotés d'un dispositif de sécurité : armoires sécurisées, automates de distribution décentralisés, coffres fermés à clé. Les zones tempérées doivent faire l'objet d'un contrôle régulier pour éviter la rupture de la chaîne du froid.

Le rangement des médicaments en conditionnement unitaire doit être ordonné et régulièrement contrôlé afin de limiter les erreurs d'administration.

Les médicaments sont conservés selon les indications du fabricant. La stabilité des préparations dépend de nombreux paramètres : température, lumière, compatibilité avec d'autres constituants. Toutes les

Semestre 5

préparations doivent être conservées selon les modalités de manipulation décrites dans les monographies du médicament ou dans les notices jointes. Les préparations à utilisation extemporanée ne doivent jamais être stockées.

Circuit du médicament, l'affaire de tous

Toute personne impliquée dans le rangement, le stockage, la livraison, la prescription, la dispensation, l'administration ou l'éducation des médicaments est concernée par le circuit du médicament ainsi que la politique du **bon usage** mise en œuvre pour assurer la sécurité et diminuer les risques iatrogènes (*Contrat de bon usage 2013-2017*).

L'infirmière est assistée par l'aide-soignant ou l'auxiliaire puéricultrice dont les missions et les tâches sont sous la responsabilité entière de l'infirmière. Certaines tâches peuvent être déléguées mais l'infirmière doit toujours aviser la requête demandée. Concernant l'administration de médicaments, les aides-soignants ne doivent en aucun cas se substituer aux soignants.

Tableau 38. **Statuts des médicaments.**

Médicaments	Zone de stockage	Préparation	Dispensation
Stupéfiants	Coffre à stupéfiants	–	Nominative ou globale et contradictoire
Cytotoxiques	Zone des cytotoxiques	Unité de production des cytotoxiques	Nominative
Médicaments dérivés du sang	Zone MDS	–	Nominative et justification de prescription
Médicaments T2A	Stockeur	–	Nominative et justification de prescription
Autres médicaments de la liste I et II	Stockeur	–	Globale ou nominative

22. Autres moyens thérapeutiques

La prise en charge de nombreuses pathologies nécessite non seulement un traitement médicamenteux mais aussi un (ou des) traitement(s) non médicamenteux telles la chirurgie, la radiothérapie, la radiologie interventionnelle, la psychothérapie, la rééducation fonctionnelle, etc.

Nous allons aborder la place de ces moyens thérapeutiques.

Chirurgie

La chirurgie est une technique qui, par incision des tissus, permet d'accéder à un organe dans le but de le soigner.

L'environnement pharmacologique autour de la chirurgie est essentiel. À titre d'exemples :

- les **antibiotiques** permettent de réduire les infections postopératoires. L'antibioprophylaxie consiste à injecter un antibiotique juste avant de débuter l'anesthésie. Le choix de l'antibiotique dépend de l'acte chirurgical et du risque infectieux associé ;
- les **anesthésiques** sont indispensables pour permettre la perte de conscience et de sensibilité du patient pendant l'opération ;
- les **anticoagulants** permettent de prévenir la survenue de thrombose pendant l'opération et les jours suivants. Le choix du traitement anticoagulant et la durée du traitement dépendent du type de chirurgie et du contexte clinique.

Quelques définitions :

- **chirurgie par laparotomie** : il s'agit d'une ouverture de l'abdomen par une incision, ce qui permet ensuite d'accéder aux autres organes ;
- **cœliochirurgie** : c'est une chirurgie où il est réalisé plusieurs mini-incisions dont une a pour but d'introduire une caméra dans l'organisme. Les autres mini-incisions permettent d'introduire les instruments nécessaires. La cœliochirurgie est surtout utilisée pour réaliser de la chirurgie sur les viscères et de la chirurgie gynécologique ;
- **chirurgie ambulatoire** : il s'agit d'une chirurgie qui nécessite une seule journée d'hospitalisation. Ex. : chirurgie de la cataracte, pose d'une chambre à cathéter implantable (il s'agit d'un réservoir couplé à un cathéter qui permet l'injection des chimiothérapies anticancéreuses par voie intraveineuse, l'administration de la nutrition parentérale, etc.).

Semestre 5

Radiothérapie

La radiothérapie est un traitement locorégional utilisable dans de nombreux cancers dont les cancers du sein, les cancers gynécologiques (utérus, col de l'utérus, etc.), les cancers ORL, certains cancers digestifs (rectum, côlon, etc.). Ce traitement est généralement associé à un geste chirurgical et/ou de la chimiothérapie.

Il faut distinguer deux techniques de radiothérapie :

- la **radiothérapie externe** : cette radiothérapie est dite transcutanée car les rayons traversent la peau pour atteindre la tumeur. La source radioactive est donc placée à l'extérieur du patient ;
- la **curiethérapie** : cette technique consiste à mettre en place, de façon temporaire ou permanente, des sources radioactives au contact direct de la zone à traiter.

Dans les deux cas les rayonnements émis par la source radioactive vont détruire l'ADN des cellules cancéreuses, mais aussi des cellules saines à proximité des cellules cancéreuses. L'altération de l'ADN conduit à la mort cellulaire. La difficulté de la radiothérapie est d'apporter la dose optimale de rayonnements et ceci avec la plus grande précision sur le volume de la tumeur.

La radiothérapie permet, en fonction du type de cancer et de son évolution, d'effectuer :

- un **traitement curatif** du cancer : l'intégralité des cellules cancéreuses seront détruites ;
- un **traitement palliatif** ou symptomatique du cancer : la radiothérapie permet de réduire les symptômes et de freiner la progression de la tumeur.

Radiologie interventionnelle

C'est l'utilisation des techniques de guidage par imagerie à but thérapeutique. La radiologie interventionnelle est une alternative à la chirurgie.

Les principaux avantages de la radiologie interventionnelle sur la chirurgie sont généralement : une durée d'hospitalisation plus courte, une anesthésie moins longue et parfois uniquement de type local, un délai de récupération plus court… Cependant, toutes les interventions chirurgicales ne sont pas réalisables en radiologie interventionnelle et le bénéfice clinique n'est pas forcément le même entre ces deux approches.

Ex. : un patient souffrant d'un angor peut être traité pour la sténose d'une artère coronaire par chirurgie (pontage aortocoronaire) ou, si les caractéristiques de la sténose le permettent, par cardiologie interventionnelle.

Psychothérapie

La psychothérapie est un moyen thérapeutique complémentaire des traitements pharmacologiques pour prendre en charge la dépression sévère, la toxicomanie, les phobies, les troubles anxieux, etc.

Il existe différents types de psychothérapie telles la psychothérapie psychanalytique, la thérapie cognitivocomportementale, etc. et leurs approches sont différentes.

Dans tous les cas le patient doit être actif et volontaire dans cette prise en charge.

Rééducation fonctionnelle

Les objectifs de la rééducation fonctionnelle sont d'aider le patient à récupérer ses capacités fonctionnelles, de le rendre autonome à son environnement en vue de lui permettre une réinsertion familiale et/ou professionnelle.

Les atteintes de l'appareil locomoteur bénéficient largement de la rééducation qu'elles aient été traitées chirurgicalement ou non : arthrose, fracture, amputation, etc.

La rééducation cardiovasculaire est nécessaire à de nombreux patients ayant eu par exemple un pontage aortocoronaire dans le but de récupérer et améliorer leurs capacités physiques, de mieux contrôler leurs facteurs de risque (cholestérol, tabac, etc.) et donc d'améliorer leur qualité de vie.

Semestre 5

23. Mise sur le marché des médicaments et des dispositifs médicaux, essais thérapeutiques, génériques

Médicaments

Autorisation de mise sur le marché

Tout médicament ou substance présentée comme tel doit avoir une **AMM**. Elle correspond à un numéro d'enregistrement. Ce numéro est inscrit sur l'emballage secondaire du médicament.

La seule autorité à accorder l'AMM au niveau national est l'**ANSM**. Elle peut néanmoins être accordée par l'Agence européenne du médicament (EMA) *via* d'autres procédures conformément aux règles européennes.

Il existe quatre procédures :

- procédure centralisée : cette autorisation aboutissant à une **AMM unique est délivrée par l'EMA** notamment pour les médicaments issus des biothérapies, du VIH, médicaments orphelins, diabète, etc. ;
- procédure décentralisée : vise à obtenir une **AMM harmonisée** issue des AMM de deux pays états membres ;
- procédure nationale : vise à obtenir une **AMM nationale** valable que sur le territoire concerné ;
- procédure de reconnaissance mutuelle : vise à obtenir une **AMM d'un pays état membre** dès lors que l'AMM a été octroyé dans un autre État membre.

La **demande d'AMM** est effectuée par le fabricant sur la base d'études précliniques et d'études cliniques visant à déterminer **tolérance, innocuité et efficacité dans les indications proposées**. Le dossier est analysé et expertisé par l'ANSM.

L'AMM a une durée de validité de 5 ans renouvelable par période quinquennale.

Autorisation temporaire d'utilisation (ATU)

L'**ATU** est la **mise à disposition particulière et temporaire** (durée de temps limité) par l'ANSM de médicaments n'ayant pas d'AMM sur la base d'études cliniques avancées et d'articles scientifiques de niveau élevé.

Cette procédure permet la prise en charge médicamenteuse de pathologies pour lesquelles aucune autre alternative thérapeutique n'est disponible **et** pour lesquelles il existe un bénéfice réel pour le patient.

- ATU **nominative** : ATU accordée à un patient et pour une durée limitée à partir d'un argumentaire médical soulignant la nécessité du traitement.
- ATU dite «**de cohorte**» : ATU accordée à un fabricant, de durée limitée généralement à 1 an à partir d'un dossier clinique favorable et à la condition qu'il s'engage à demander une AMM. Cette ATU concerne un groupe de patients.

Dans les deux cas, seule l'ANSM définit le cadre juridique d'utilisation du médicament.

Dispositifs médicaux

Mise sur le marché des dispositifs médicaux

La mise sur le marché de tout dispositif médical (DM) est subordonnée au marquage CE. Tous les DM déclarés comme tels doivent être conformes à la directive 93/42 CEE modifiée par la directive 2007/47 CEE avant leur mise sur le marché. Le fabricant endosse l'entière responsabilité du marquage CE et doit se soumettre à la mise en conformité détaillée dans les directives du DM qu'il fabrique.

Les DM appartenant à la classe III et les dispositifs médicaux implantables (DMI) doivent, conformément à la directive 2007/47 CEE, effectuer des essais cliniques afin de prouver leur efficacité (applicable depuis mars 2010).

Les structures sanitaires, établissements de santé, cabinets médicaux et paramédicaux, pharmacies doivent obligatoirement faire l'usage de DM marqués CE et avoir la notice, ainsi que la fiche technique de chaque DM qu'ils utilisent ou qu'ils vendent.

Différents types de dispositifs médicaux

- **Dispositifs non stériles** : mis sur le marché sans processus de stérilisation. Ils sont destinés à être utilisés tel quel ou à être stérilisés selon les recommandations du fabricant.
- **Dispositifs stériles à usage unique** : ils sont non réutilisables, destinés à être utilisés une seul fois et à patient unique. Le procédé de fabrication inclut une étape de stérilisation. Il est estampillé d'un 2 barré inscrit dans un cercle.

- **Dispositifs stériles à usage multiple** : dispositifs généralement chirurgicaux réutilisables après un processus de stérilisation assuré par une stérilisation centrale.
- **DMI** : ce sont des **dispositifs stériles et à usage unique** invasifs destinés à être implantés chez l'homme. On distingue :
  - les **DMI temporaires** : destinés à être utilisés durant moins de 60 minutes en continu ;
  - les **DMI à court terme** : destinés à être utilisés durant moins de 30 jours en continu ;
  - les **DMI à long terme** : destinés à être utilisés durant plus de 30 jours.
- **Dispositifs invasifs** : ils sont destinés à pénétrer tout ou partie du corps humain à travers la surface corporelle ou par un orifice.
- **Dispositifs médicaux actifs** : se dit d'un dispositif médical nécessitant une source d'énergie sous quelque forme que ce soit pour son fonctionnement.

Classes des dispositifs médicaux

La liste de la composition des classes n'est pas exhaustive et est donnée à titre indicatif.
- **Classe I :**
  - DM non invasifs sans fonction de transports ou de stockage de liquides corporels en vue d'une administration ou perfusion ;
  - DM invasifs non raccordés à un DM actif ;
  - DM invasifs temporaires ;
  - instruments chirurgicaux réutilisables.

Les DM de classe I peuvent faire l'objet d'une procédure d'autocertification de conformité à la directive 93/42 CEE.
- **Classe IIa :**
  - DM non invasifs avec fonction de transport ou de stockage de liquides corporels en vue d'une administration ou d'une perfusion ;
  - DM non invasifs raccordés à un DM actif de classe IIa ou supérieur ;
  - DM invasifs à court terme.
- **Classe IIb :**
  - DM non invasifs destinés à modifier la composition chimique ou biologique des fluides corporels destinés à être perfusés dans le corps humain ;
  - DM invasifs destinés à fournir de l'énergie sous forme de rayonnement ionisant.
- **Classe III :**
  - DM invasifs sauf ceux de la classe IIa et IIb ;

- DM du cœur invasif ou non (contrôle, diagnostic, surveillance de la fonction cardiaque);
- DM en contact direct avec le système nerveux.

Marquage CE

Tout DM doit avoir un marquage CE conformément à la directive européenne 2007/47 CEE modifiant la directive 93/42 CEE. Le marquage CE est attribué par un organisme notifié indépendant du fabricant. Cet organisme vérifie les normes définies par la directive, notamment le système assurance-qualité de production et de fabrication.

Chaque emballage individuel d'un DM reprend le nom du dispositif médical, un numéro de lot, une date d'expiration, un marquage CE standard, ainsi que le numéro de l'organisme de notification (0459 pour le LNE en France).

Chaque référence de DM contient une fiche technique rapportant des informations de fabrication, des modalités de stérilisation et la classe du DM.

Essais cliniques

Définition

Un essai clinique est un essai thérapeutique réalisé sur l'être humain destiné à évaluer un candidat-médicament. Il est divisé en quatre phases. La personne doit être un volontaire et doit donner son consentement, dit **consentement éclairé**, avant de participer à tout essai. Les essais cliniques sont encadrés par la **loi Huriet** et les **accords d'Helsinki**.

L'autorisation d'essais cliniques est accordée par l'ANSM concernant le plan pharmaceutique et médical et par le **Centre de protection des personnes** (CPP) concernant le plan éthique.

Objectifs

Les essais cliniques ont pour but en premier lieu de s'assurer de **l'innocuité et de la tolérance** d'un médicament et en second lieu de démontrer l'**efficacité du traitement** face à une pathologie. L'outil de démonstration est statistique et s'appuie sur des critères cliniques et biologiques.

Quatre phases

- **Phase I** : phase de **titration** chez le patient sain. Il s'agit de recueillir des données toxicologiques, pharmacocinétiques et de tolérance par augmentation graduelle de la dose.

Semestre 5

- **Phase II** : phase d'étude de posologie et de **relation dose-effet** chez le patient malade. L'objectif est de cibler la zone de la marge thérapeutique.
- **Phase III** : phase d'étude de l'**efficacité du traitement** chez des patients ciblés atteints d'une pathologie. La dose est fixée et un schéma thérapeutique est testé.
- **Phase IV** : phase post-AMM. Elle vise à **surveiller** les effets indésirables non détectés auparavant et à **mesurer** l'efficacité d'un médicament à **plus grande échelle**.

Méthodologie

Le cas le plus courant consiste en une comparaison entre deux stratégies thérapeutiques chez deux groupes homogènes de patients atteints d'une pathologie donnée. L'hypothèse d'une non-infériorité ou d'une supériorité d'une stratégie par rapport à l'autre est vérifiée statistiquement à partir de critères d'évaluations cliniques définis. On parle de différence statistiquement significative.

Intérêts des études cliniques

Les études cliniques sont nécessaires et précèdent toujours la mise sur le marché d'un médicament, lequel doit satisfaire un certain nombre de critères afin d'une part de ne pas mettre en danger les utilisateurs et les patients, et d'autre part d'apporter un bénéfice aux patients face à certaines pathologies.

Ils constituent également dans une certaine mesure la mise à disposition de traitements pour certaines pathologies lorsque ceux-ci ne sont pas encore disponibles sur le marché à la seule condition qu'ils apportent un réel bénéfice prouvé par des travaux cliniques avancés (étrangers par exemple) et que d'autres recours ne sont pas possibles. Dans ce cas, le patient peut être enrôlé (inclus) dans l'étude s'il satisfait aux critères d'inclusions.

Mini-glossaire propre aux essais cliniques

- **ARC** : attaché de recherche clinique, indispensable au contrôle qualitatif et quantitatif des données cliniques et pharmaceutiques le long de l'essai.
- **Brochure investigateur** : document d'information destiné aux investigateurs de l'étude reprenant les informations sur le candidat médicament, notamment les études précliniques et études antérieures.
- **Cahier d'observation** : cahier de recueil des informations cliniques et biologiques des patients participant à l'étude.

- **Candidat-médicament** : substance à l'essai.
- **Consentement éclairé** : document signé par le volontaire s'engageant à la prise de connaissance des objectifs et des risques de l'étude clinique. Il ne s'agit pas d'un contrat obligeant le volontaire à finir l'étude. Tout volontaire est libre d'arrêter l'étude en cours sans aucune contrepartie.
- **Critères d'inclusion ou d'exclusion** : critères définissant la population de personnes recherchées.
- **En aveugle**, sans connaissance du traitement attribué : placebo ou candidat médicament.
- **Investigateur** : médecin spécialisé participant au relevé et à l'évaluation clinique des patients inclus dans le protocole.
- **Multicentrique** : sur plusieurs sites participant à l'étude.
- **Promoteur** : personne morale ou entière à l'origine de l'étude clinique.
- **Protocole** : rédaction de l'étude clinique reprenant en détail la description et le déroulement de l'étude clinique.
- **Randomisation** : répartition des patients dans les groupes d'étude réalisée de manière aléatoire.

Autres études thérapeutiques

Études **médicotechniques ou médicopharmaceutiques** : l'objectif est de comparer des stratégies thérapeutiques ou des pratiques professionnelles en incluant le caractère économique à plus ou moins long terme.

Registres nationaux : enquête d'évaluation de pratiques thérapeutiques à l'échelle nationale. Ces registres sont gérés par la direction générale de la Santé (DGS). Ils consistent en un regroupement de plusieurs centres participants qui doivent répondre aux critères retenus pour l'évaluation.

Génériques

- **Définition** : on entend par générique tout médicament présentant les mêmes propriétés pharmacologiques et pharmacocinétiques que les médicaments d'origine, appelés princeps, dont ils sont la copie. Les génériques doivent néanmoins avoir une **biodisponibilité identique** au princeps. En outre, ils doivent avoir la même formulation galénique que le princeps. Ils restent, comme tout médicament, **soumis à la procédure de demande d'AMM**.
- **Modalités d'exploitation** : les entreprises fabriquant des génériques ont le droit de copier une substance chimique dès lors que celle-ci tombe dans le domaine public, c'est-à-dire qu'elle n'est plus la

Semestre 5

propriété exclusive du fabricant d'origine. Les substances découvertes étant toujours protégées par un ou plusieurs brevets.

- **Nom commercial :** les génériques sont dénués de nom commercial mais doivent porter la **DCI** de la substance qu'ils contiennent.
- **Intérêts des génériques :** l'intérêt majeur repose sur leur **coût moins élevé** engendrant une économie non négligeable. Les «génériqueurs» n'ont pas les frais relatifs à la découverte, aux études précliniques et cliniques, et au brevet.
- **Différences majeures :** il n'existe **aucune différence entre le générique et le princeps quant à l'efficacité du traitement.** La seule différence pourrait provenir des excipients, notamment les excipients à effet notoire.
- Les **biosimilaires :** il s'agit de **copies complexes des biomédicaments**, lesquels sont issus des biotechnologies, tels que l'insuline, les anticorps monoclonaux, les vaccins, les médicaments dérivés du sang recombinés. Les formulations et la synthèse de ces biomédicaments sont complexes. En conséquence, il est généralement difficile de réaliser un générique au sens strict du terme des biomédicaments. La directive 2004/24/CE modifiant la directive 2001/83/CE instituant un code communautaire relatif aux médicaments, stipule que «lorsqu'un médicament biologique ne remplit pas toutes les conditions pour être considéré comme un médicament générique, les résultats d'essais appropriés devraient être fournis afin de satisfaire aux conditions relatives à la sécurité (essais précliniques) ou à l'efficacité (essais cliniques), ou aux deux».

474634 – (I) – (7,5) – OB100

Elsevier Masson S.A.S
62, rue Camille-Desmoulins
92442 Issy-les-Moulineaux Cedex
Dépôt Légal : septembre 2015

Composition : SPI

Imprimé en Chine